필라테스
to
필로소피

몸으로 배우는 철학, 필라테스에서 찾아낸 인생의 6가지 원리

필라테스 *to* 필로소피

최윤정 지음

나비의 활주로

추 천 사

유영만 지식생태학자, 한양대학교 교수, 『코나투스』 저자

'필로소피'보다 '필라테스'가 먼저인 까닭은?

철학은 지혜를 사랑하는 학문이라고 한다. 나는 일면 동의하기도 하지만 100% 동감하지 않는다. 왜냐하면 사랑해야 지혜가 생기기 때문이다. 뭔가를 사랑하면 질문이 쏟아지고 전대미문의 질문으로 한계에 도전하면서 새로운 앎의 세계를 열어가기 때문이다. 사랑은 불가능에 도전하게 만드는 혁명의 원동력이다. 사랑해서 호기심의 질문이 시작되면 앎의 깊이와 넓이가 심화되고 확장되어 결국 금시초문의 색다른 지혜가 창조된다.

문제는 뭔가를 사랑하는 힘도 마음만으로는 되지 않는다는 데 있다. 자기가 하는 일을 사랑하는 사람은 밤잠을 설치며 꿈의 목적지에 이르기 위해 불철주야 노력에 노력을 거듭한다. 즉 자신이 하는 일을 정말 사랑하면서 꿈의 목적지에 이르기 위해서는 몸을 던지는 실행력을 통해 실력을 쌓아야 한다. 꿈의 목적지는 머리가 아니라 몸이 움직인 만큼 가까워지고 마침내 간절히 원하던 바를 실현할 수 있다.

철학자 중에 정신 나간 철학자가 바로 플라톤과 아리스토텔레스다. 인간의 몸이나 육체보다 정신이나 이성을 강조했다. 반면에 스피노자와 니체는 정신 차린 철학자다. 뒷골목에 버려진 인간의 몸을 철학의 정면으로 데려와 신체성이 꿈꾸는 감정이나 욕망을 이성보다 우위에 둔 철학자다. 지혜를 사랑하는 학문이 철학이 아니라 사랑하다 보니 지혜를 탄생시키는 학문이 철학이라면, 철학자 역시 자기 몸을 중심으로 철학적 담론을 펼쳐나갈 때 훨씬 더 생명력이 있고 우울한 현대인들에게 보다 강력한 메시지를 던질 수 있다.

개인적으로 피지컬이 멘탈을 지배한다고 생각하는 사람이다. 몸은 마음의 통제를 받으려고 하지 않는다. 몸은 마음대로 움직이기보다 제멋대로 움직인다. 몸은 마음이 거주하는 집이라서 집이 흔들리면 그 안에 세 들어 사는 마음도 흔들린다. 몸을 단련해서 신체성으로 정체성을 확립하면 미래 가능성도 바꿔 나갈 수 있다. 내 몸에는 나의 과거와 현재는 물론 미래가 담겨 있다. 미래를 바꾸기 위해 첫 번째 해야 될 노력이 몸을 바꾸는 것이다. 몸을 바꾸기 전에는 꿈도 꾸지 말아야 한다.

몸은 내 존재의 중심이자 근원이다. 몸이 부실하면 인생도 부도가 난다. 시련과 역경을 정신력으로 극복하려는 사람이 바로 정신 나간 사람이다. 시련과 역경은 정신력으로 극복하는 게 아니라 체력으로 극복하는 것이다. 그래서 정신 차린 사람은 시련과 역경을 체력으로 극복하려고 몸을 던져 운동을 밥 먹듯이 하는 까닭이다. 경지에 이른 사람은 뭔가 다르다. 그 다른 출발점이 바로 몸을 삶의 무게중심으로 잡고 꾸준히 운동하면서 자기관리를 하는 사람이다. 고도의 집중력을 발휘해서 판단하고 의사결정해서 과감하게 실행하려면 체력이 저력으로 작용해야 한다.

내 몸을 바꾸는 운동에는 참으로 여러 가지가 있다. 저마다 몸이 다르듯 몸에 맞는 운동도 다르다. 사하라 사막 마라톤에 참가하기 위해 몇 달 필라테스 운동을 해 본 경험에 비추어보면 우선 필라테스는 내 몸의 지도다. 왜냐하면 미세하지만 몸의 구석구석을 자극하는 반복적인 움직임을 통해 자신을 탐험하는 여행이기 때문이다. 철학이 머릿속에서 세상을 탐험하는 거라면, 필라테스는 내 몸이라는 미지의 세계를 탐험하는 지도이자 여정인 셈이다. 몸 구석구석을 움직여보면서 '아, 여기 이런 근육이 있었네?', '어? 이 동작 하니까 여기가 아프네?' 하면서 나 자신을 새롭게 발견할 수 있는 소중한 몸의 여행이다. 지적 여행을 떠나 정신을 깨우기 전에 몸의 여행을 먼저 떠나 신체성으로 정체성을 일깨우는 필라테스를 먼저 해야 되는 이유다.

두 번째 내가 생각하는 필라테스는 멈춰있는 생각에 생명을 불어넣는 '심장'이다. 철학이 머릿속에서만 맴도는 아이디어라면, 필라테스는 그 생각에 피를 돌게 하고 생기를 불어넣는 심장이다. 몸이 움직여야 뇌도 활성화되고, 생각도 현실이 된다. 필라테스를 통해 몸을 움직이다 보면 몸이 서서히 상쾌해지고 덩달아 복잡했던 머리는 명쾌해지고 답답했던 가슴은 유쾌해지면서 영혼까지 통쾌해지는 신비의 신체 단련 자극 경험을 맛볼 수 있다. 그냥 앉아서 골머리를 앓으며 생각만 하는 거랑, 몸으로 직접 느끼고 움직이는 필라테스 운동은 차원이 다르다.

세 번째 내가 생각하는 필라테스는 몸과 마음을 연결하는 '다리'다. 필라테스의 창시자, 조셉 필라테스가 괜히 몸, 마음, 영혼의 완벽한 협응을 강조했을까. 대체로 철학은 지성을 발휘해서 세상을 논리적으로 이해하려고 노력하지만, 필라테스는 움직임과 호흡을 통해 흩어진 몸과 마음을 꽉 잡아주는 다리 역할을 한다. 이 다리가 튼튼해야 몸의 움직임을 마음으로 느끼고, 마음이 보내는 관심과 사랑을 몸으로 실천할 수 있다. 필라테스야말로 몸과 마음이 원활하게 협업해서 소통할 수 있는 건강한 다리를 건설하는 멋진 운동이 아닐 수 없다.

네 번째 내가 생각하는 필라테스는 잠자는 몸을 깨우는 '알람 시계'다. 앉아있는 시간이 너무 길어서 몸이 거의 잠들어 있는 현대인들은 그야말로 체어맨(chair men)이 아닐 수 없다. 철학책을 읽으면 굳어져 가는 고정관념이나 통념은 깨질지 몰라도 점차 굳어져 가는 몸은 절대로 깨어나지 않는다. 몸을 흔들어 깨우는 방법은 움직임밖에 없다. 필라테스의 정확한 움직임과 조절은 잠들어 있던 근육과 감각을 깨우는 강력한 알람 시계다. 몸이 깨어나야 활력도 생기고, 자신감도 살아나면서 정신 근육에도 탄력이 생겨 집중과 몰입의 바다에 쉽게 빠질 수 있다.

필라테스 동작 하나하나는 여행의 '경유지'다. 긴 여행을 할 때 목적지까지 한 번에 가는 게 아니라 여러 경유지를 거치는 것처럼 필라테스도 마찬가지다. 수백 가지 동작 하나하나가 우리 몸 구석구석을 들여다보고 정비하는 경유지다. 각 동작에서 잠시 멈춰 내 몸의 상태를 살피고, 다음 단계로 나아갈 준비를 하면서 내 몸 구석구석을 경유하면서 다음 여행지를 결정한다. 내 몸을 사랑하면 이제까지 던지지 않은 질문이 시작된다. 이런 방향으로 움직이니 내 몸이 아프다고 하고, 저쪽 방향으로 움직이다 보니 내 몸이 그나마 좋아한다. 내 몸을 움직이는 모든 동작은 나를 이전과 다른 작품으로 탄생시키는 소중한 반복이다.

필라테스는 내 몸을 단순히 머리로 인식하는 수준을 넘어선다. 직접 몸의 구석구석을 자극하는 움직임을 통해 유연성을 향상시키면 지금보다 더 넓은 여행길이 생긴다. 좁고 험한 길보다 넓고 잘 닦인 길로 가면 훨씬 수월하고 멀리 갈 수 있듯이 몸의 유연성을 키워서 관절의 가동 범위가 넓어지고 근육이 부드러워지면 움직임이 훨씬 자유롭고 편안해진다. 마치 막힘없이 쭉쭉 나아갈 수 있는 넓은 여행길처럼 필라테스로 만들어진 몸의 유연성은 신체적이고 물리적인 유연성을 넘어 정신적이고 심리적인 유연성으로 연결된다. 즉 필라테스로 단련된 몸의 근육과 정신의 연결이 몸과 마음을 이분법적으로 구분하지 않는다. 심신이 함께 협력하고 상호작용하면서 필라테스로 강화된 몸이 필로소피로 단련되는 정신 근육을 잡아주는 역할을 수행한다.

각종 통증과 질병으로 만신창이가 된 몸을 다잡고 몸이 말하는 걸 귀담아 들어주면서 다시 꿈의 목적지로 이끄는 몸을 만드는 과정이 이 책에 담겨 있다. 최윤정 대표의 이번 책은 단순한 운동 처방전이 아니다. 삶의 중심을 잡지 못하고 시류에 떠내려가면서 휩쓸리는 사람들에게 몸의 중심이 세상의 중심임을 알리는 책이다. 잠들어 있는 몸을 일깨워주는 각성제가 곳곳에서 뇌리를 때리고 폐부를 찌른다. 관념적으로 철학을 공부하기 이전에 몸으로 필라테스를 먼저 해야 되는 소중한 이유는 필라테스로 몸의 중심을 잡지 못하면 필로소피로 생각의 중심을 잡을 수 없기 때문이다. 생각은 몸으로 겪어본 삶의 결론이다. 어제와 다르게 살아가려는 안간힘은 몸에서 작동된다. 그 몸이 생각을 낳는 출산지다.

어제와 다르게 몸을 움직여봐야 어제와 다른 각성이 생각의 흔적으로 남는다. 움직인 만큼 몸도 바뀌고 생각도 바뀐다. 각성으로 생긴 다짐과 결의가 작은 행동으로 이어질 때 나는 물론 나와 관계되는 모든 사람들에게 감동을 줄 수 있는 신체적 깨달음이 된다. 몸을 던져 땀으로 건져 올린 마주침의 정수가 이 책을 읽는 모든 독자들에게 정신적으로 뼈저린 깨우침의 선물로 다가설 수 있음을 믿어 의심치 않는다. 내 몸과 부딪히는 마주침 없이 정신적 각성을 부르는 깨우침도 없다. 내 몸과의 마주침을 온몸에 맞으면서 색다른 깨우침을 일깨우는 육체적 필라테스가 실천과 유리된 관념적 필로소피보다 먼저인 까닭이 궁금한 사람에게 바로 이 책은 호기심의 물음표에 대한 감동의 느낌표를 선물로 줄 것이다.

서동원 바른세상병원 병원장, 前 대한축구협회 의무위원장, 前 런던올림픽 주치의

삶이 행복하기 위해 가장 중요한 것은 건강한 마음과 육체입니다. 오늘날 현대인은 수많은 경쟁과 스트레스로 정신이 혼돈스럽고 평온을 잃게 되는 경우가 많아지고 있습니다. 이를 극복하지 못하면 우리 몸의 근골격계는 위축되고 자율신경계와 호르몬의 균형이 무너지게 되어 건강을 잃게 됩니다. 필라테스는 단순히 근육만을 키우는 운동이 아니라 명상과 마인드 컨트롤을 통해서 집중력을 올리고 호흡을 통해서 내면을 조절하는 능력도 키우는 건강을 위한 훌륭한 피지컬-멘탈 트레이닝입니다. 이번에 필라테스의 이러한 원리와 장점을 잘 정리하여 책으로 발간한 최윤정 대표에게 찬사를 보냅니다.

김철중 조선일보 의학전문기자, 영상의학과 전문의

최윤정은 해부학을 공부하고, 의학을 배운다. 몸을 바로잡아 병을 물리치는 메디컬 필라테스를 실천한다. 몸과 마음도 중심이 잡혀야 흔들리지 않는 법이다. 몸이 곧아야 삶도 곧다. 그러기에 몸의 중심을 잡아주는 필라테스가 인생 중심을 잡아주는 필로소피인 셈이다. 그런 뜻에서 이 책은 몸으로 수련하는 철학책이라는 생각이 든다.

이상훈 CM충무병원 병원장, 대한민국 올림픽 위원회 의무위원장

필라테스는 단순한 운동을 넘어 신체와 정신의 조화를 이루는 과학적이고 체계적인 접근 법입니다. 그동안 3만 명이 넘는 엘리트 선수들을 치료하고, 수술해오면서 항상 '이상적인 재활'은 무엇일까를 고민하다가, 더 나아가 "부상률을 줄이는 이상적인 재활 방법은 무엇일까?"를 고민하는 것이 저의 일상이었습니다. 수많은 프로스포츠팀들의 수석 팀닥터, 한국 국가대표팀의 수석 팀닥터를 맡으며, 선수들을 대할 때 가장 먼저 강조하는 것은 운동 전 준비과정이었습니다.

모든 재활운동 방법에는 각자의 장단점이 뚜렷하게 존재합니다. 필라테스 또한 매우 좋은 재활운동 방법이며 역시 장단점이 존재합니다. 그러나 가장 무서운 것은, 무지함에서 옵니다. 필라테스의 장점을 이해하고 이를 발전시키지 않고, 무지함 속에 필라테스 운동을 지속한다면 모든 신체 균형이 무너지고, 부상률은 치솟을 수밖에 없습니다.

이 책은 필라테스의 본질을 명확히 짚어내며, 이를 통해 신체의 균형, 유연성 그리고 핵심 근력 강화를 체계적으로 다루는 방법을 이해시켜줍니다.

특히 전문가뿐 아니라 일반인도 쉽게 접근할 수 있도록 구성되어 있어, 모든 이가 필라테스의 혜택을 누릴 수 있도록 안내한다는 점에서, 필라테스의 장점을 이해시키기에 매우 적합한 서적이란 생각이 듭니다. 이 책을 통해 더 많은 이들이 필라테스의 가치를 발견하고, 이를 일상에서 실천하여 더 건강하고 활기찬 삶을 영위하기를 기대합니다.

오랜 시간 최윤정 원장을 지켜본 전문가로서, 그녀가 필라테스를 삶의 태도로 정립해온 과정에 깊은 신뢰를 보냅니다. 이 책에는 그녀의 진정성과 전문성이 고스란히 담겨 있습니다. 의료와 스포츠의료 현장의 리더로서, 이러한 시도를 진심으로 응원하며, 이 책이 더 많은 이들에게 필라테스의 본질과 가치를 널리 알리는 계기가 되길 기대합니다.

박정현 에스테틱 스파 재교육 아카데미 함께사는세상 코몽드 대표, 『림프의 기적』 저자

최윤정은 필라테스를 '하는 사람'이 아니라, 필라테스를 살아낸 사람이다. 그녀를 오래 지켜보아 오면서 이 사람은 덕업일치의 이상을, 삶과 직업이 하나가 되는 매우 특별한 일치의 순간을, 매 순간 꽤나 진지하게 만들어 내는 능력이 있다는 것을 알게 되었다.

진정성, 깊이, 통찰을 담은 이 책은 몸이 바로 서면 마음과 정신이 바로 서는 경험을 선물하는 철학서이자, '왜 필라테스여야만 하는가'에 대한 본질적 대답이 될 것이다.

임오경 국회의원, 2004 아테네올림픽 여자 핸드볼 은메달

선수 시절부터 국회의원이 된 지금까지, 몸을 돌보는 일은 제 삶의 중요한 과제였습니다. 최윤정 원장은 몸을 다루는 데 따뜻함과 철저함을 함께 지닌 귀한 전문가입니다. 이 책이 많은 분들의 몸과 마음을 한 걸음 더 건강하게 만드는 계기가 되길 바랍니다. 최 원장은 늘 "온 국민이 건강해지는 그날까지"라고 이야기합니다. 저 역시 나라를 돌보는 일도 결국 국민 한 사람 한 사람의 건강에서 시작된다고 믿습니다. 필라테스를 통해 더 많은 분들이 자신을 돌보며 삶에 힘을 얻으시길 바랍니다.

안경훈 서울시청 철인3종 감독

물리적 움직임을 넘어 삶의 균형을 가르쳐준 최윤정 원장님. 10여 년 전 철인3종 지도를 하며 만난 필라테스는 내게 '제대로 서는 법'을 다시 배우게 했고, 20년 엘리트 선수 지도 경력조차 흔들 만큼 깊은 전환을 안겨주었습니다. 이 책은 단순한 운동 지침서를 넘어, 몸과 마음의 정렬과 회복을 안내하는 통합적 지침서로, 모든 지도자와 운동인에게 새로운 통찰을 선사할 것입니다.

박광수 『광수생각』 작가

광수의 윤정생각

그녀는 바른 사람이다.
그녀의 태도가 그렇고,

그녀의 삶의 방식이 그러하다.
'바르다'라는 말을 사전에서 찾아보면,
'겉으로 보기에 삐뚤어지거나 굽은 데가 없다'이다.
그녀는 누구보다 자신의 몸을 잘 아는 사람이며,
올바른 자세로 언제나 올바르게 행동하는 멋진 사람이다.

세상의 많은 사람들이 수없이
많은 고민과 함께 살아간다.
하지만 몸에 병이 생기면,
그 많던 고민들은 사라지고
고민은 단 하나로 줄어든다.
그녀의 책을 가까이한다면
그 큰 고민과는 조금은 멀어질 수 있는 기회라고 생각한다.
가까이 두시고, 자주 보시고,
자주 실행하며 다들 건강하기를 빌어본다.

김미정 파리올림픽 유도 감독, 92 바르셀로나 올림픽 유도 금메달

최윤정 원장을 처음 만난 건 파리올림픽 준비 기간, 진천선수촌에서였습니다. 올림픽 금메달리스트로, 또 선수들을 지도하는 자리까지 몸으로서는 최고의 순간들을 경험해 왔지만, 필라테스를 통해 처음으로 '컨트롤'과 '중심화'라는 깊은 화두를 마주했습니다. 앞으로의 삶에서는 몸과 더 많은 대화를 나누며 중심을 세우고 조율하는 일에 더 많은 시간을 들이려 합니다. 이 책이 저처럼 오랫동안 몸을 써온 분들에게도 새로운 시작의 자극이 되길 바랍니다.

이근철 KBS FM 굿모닝 팝스 10년 진행

밀가루와 설탕을 끊는 '밀당 프로젝트'의 실천, 늘 무한 긍정으로 주변을 응원하는 태도. 내가 십수 년간 지켜본 그녀의 삶이 이 책 곳곳에 그대로 녹아 있다.

『필라테스 to 필로소피』는 단순한 운동 지침서가 아니다. 몸을 바꾸고, 마음을 다스리며, 삶의 방향을 다시 찾게 해주는 "몸으로 실천하는 철학서"이다!

철학(philosophy)은 지혜(sophy)를 향한 사랑(phil), 필라테스(Pilates)는 강인함을 뜻하는 독일계 성이다.

『필라테스 to 필로소피』는 몸과 마음의 중심을 잡아주는, 지혜와 강인함의 든든한 철학 매뉴얼이 되어 줄 것이다!

김문수 CEO비즈니스스쿨 총장, CEO클럽 회장

『필라테스 to 필로소피』는 단순한 운동서가 아닙니다. '집중'은 내면에 귀 기울이는 힘을, '중심화'는 흔들리지 않는 자기 정렬을, '조절'은 에너지의 효율적 운용을 가르쳐줍니다. '정확성'은 작은 습관 하나까지 바로잡게 하고, '흐름'은 자연스러운 삶의 리듬을 회복하게 하며, '호흡'은 결국 일과 관계, 삶의 속도를 조율하게 합니다. 최윤정 저자의 설명과 함께 여섯 가지 원칙을 따라가다 보면, 몸이 정리되는 동시에 사고와 감정도 정돈되는 것을 느낄 수 있었습니다. 경영과 인생에서 중심을 잡고 자신을 세우고 싶은 모든 분들께 일독을 권합니다.

이인석 이랜드 경영고문, 르리앙(Le lien) 대표

내 몸은 언제나 아픈 상태다. 어쩌면 '우리는 언제나 아픈 상태다.'라는 말은 현대인들에게는 명제(命題)가 맞다. 나는 10년 이상 종합병동으로 살았다. 직장생활에 몰입한 비즈니스맨들 중에 몸이 정상인 사람이 많지는 않을 듯하다. 직장인들은 관절 이상에서 스트레스로 인한 정신 이상까지 다양한 건강 문제를 가지고 있기에 회복탄력성(Resilience)의 장착은 필수다.

10년 전에 만나 제 건강을 지켜준 운동 전문가가 최윤정 대표다. 바쁜 내가 특별한 운동을 하는 것이 쉽지 않음을 알고, 앉은 상태에서 하는 손발의 운동, 아침 기상 후에 일어나지 않고 할 수 있는 발가락 운동에서부터 간단한 기구를 이용한 운동, 운전 중 하는 운동 등 특별한 짐을 다니지 않고 일상에서 할 수 있는 운동 팁을 가르쳐줬기에 쉽게 편하게 지금까지 지속할 수 있었다. 내가 중증 당뇨병을 가지고 있지만 아직 건강을 지킬 수 있었던 것도 최 대표의 실용적인 가르침 덕분이다.

나는 『필라테스 to 필로소피』라는 제목이 좋다. 건강한 정신은 건강한 생각을 만들고, 건강한 삶의 철학을 만들고, 건강한 삶을 만든다. 건강한 정신의 본질에는 건강한 육체가 있다. 즉, 필라테스를 통한 건강한 육체가 곧 건강한 삶을 결정짓기에 필라테스≒필로소피의 공식이 성립한다. 그래서, 나는 파트 3의 Control 부분이 특히 좋다. 스스로 컨트롤할 수 있어야 컨트롤당하지 않는다. 나도 그동안 내 몸과 정신을 컨트롤하지 못하고 여러 내외부 요인에 지배당하는 삶을 살아왔다. 이를 극복하기 위해서는 몸과 정신, 시간, 음식, 마지막으로 언어까지 컨트롤해야 완벽한 자기관리와 영육 간의 균형을 갖출 수 있다.

내가 좋아하는 책 중에 『루틴의 힘』(댄 애리얼리)이란 책이 있다. 예술가와 운동선수가 최상의 역량을 발휘하기 위해 정해진 행동과 절차를 반복하는 것을 루틴이라고 한다. 적절한 루틴은 스포츠에 임할 때에도 우리의 불안을 해소하고 평정심을 유지하며 집중력을 높여 준다. 무엇보다 하기 싫을 때에도 시작할 수 있도록 해 주고, 중간에 포기하지 않고 끝까지 해내게 만들어 준다. 최 대표는 주장한다. "루틴에서 중요한 것은 정확함이고, 이는 신뢰와 성취의 출발점이다. 정확성은 작은 디테일에 깃든 성실함이다."

반복과 의도를 담은 움직임이 삶의 질서를 만들어낸다. 필라테스는 몸과 마음을 잇는 정교한 훈련이자 태도다. 그래서 필라테스를 통해 건강혁명을 이루겠다는 목표를 수립하자. 건강혁명을 이루기 위해 집요함과 포기하지 않는 근성을 통해 자신을 이기는 습관을 만드시기를 기원한다. 또한 최윤정 대표의 책을 통해 많은 사람들이 건강을 회복하는 사례들이 늘어나고 확산하기를 바라며 책의 출간을 축하한다.

김태훈 팝 칼럼니스트

현대인은 하루에 받아들이는 정보의 양만으로도, 16세기 영국 농부가 평생 접한 정보량을 뛰어넘는다. 데이터의 홍수와 무한한 선택지 속에서 우리는 점점 자신을 잃고, 타인의 시선에 휘둘리며 표류한다. '좋아요'와 '조회수'가 행복의 척도가 된 시대에, '나'라는 존재는 희미해지고 있다.

이러한 시대에 필라테스는 흩어진 자아를 다시 중심으로 모으는 강력한 도구다. 필라테스를 통해 우리는 '나'를 기준으로 세계를 인식하고, 몸과 마음이라는 작은 우주를 주체적으로 통제하는 방법을 배우게 된다. 몸을 움직인다는 것은 단순한 운동을 넘어, 세상과 연결되고 감각을 회복하는 깊은 내면의 과정이다.

조셉 필라테스가 강조한 여섯 가지 원칙—집중, 중심, 조절, 정확성, 흐름, 호흡—은 한정된 공간에서도 생명력 있는 움직임을 가능하게 한다. 저자 최윤정은 이 원칙들을 자신만의 언어로 재해석하며, 우리를 '본래의 나'로 돌아가는 흥미로운 여정으로 이끈다. 잃어버렸던 감각과 통제력을 되찾고, 우리가 우리 자신의 주인이었던 시절로 돌아가 보자.

김예지 사격 선수, 파리올림픽 은메달리스트

　사격은 작은 떨림조차 허용하지 않는 경기입니다. 파리올림픽 준비 기간 동안 최윤정 원장님께 배운 필라테스를 통해 몸의 구석구석이 하나로 이어지고 마음과도 자연스럽게 연결되는 느낌을 받았습니다. 덕분에 긴장되는 순간에도 몸이 마음을 집중하도록 도와 경기를 잘 마칠 수 있었습니다. 저처럼 한 종목에만 몰두해 온 선수들은 몸을 정렬하고 사용하는 방법에 대한 인지가 꼭 필요합니다. 필라테스는 그 부분을 깊이 깨닫게 해주는 귀한 시간이었습니다. 이 책이 저와 같은 선수들에게도, 일상을 사는 분들에게도 몸과 마음을 다시 바라보는 계기가 되길 바랍니다. 많은 종목의 선수들이 열린 마음으로 필라테스를 받아들이면 좋겠습니다.

PROLOGUE
체형이 뒤틀리면 인생이 꼬인다

우리는 언제나 아픈 상태다. 시간이 지나고 나이가 들면서 아픈 상태는 점점 더 심해질 것이다. "모두 병들었는데 아무도 아프지 않았다." 이성복 시인의 「그날」이라는 시의 한 구절이 떠오른다. 자기 몸에 이상 증후군이 서서히 다가오고 있음에도 불구하고 습관적으로 느끼지 못하고 살아갈 뿐이다. 몸에 생기는 질환의 증세를 마음이 귀담아듣지 않는 건 현대를 살아가는 우리의 아픈 현실이다. 아픈 상태가 반복되면서 이를 감각적으로 느끼지 못하고 그냥 하루의 일상을 반복할 뿐이다.

아픈 몸을 알아차리기 위해서는 바쁘게 걸어가던 길을 멈추고 내 몸이 말하는 소리를 귀담아들어야 한다. 우리는 주어진 목표를 달성하고 성과를 극대화하는 일상에 습관적으로 길들여진 상태를 감지하지 못한다. 그사이 내 몸의 아픔에 귀를 기울이지 않는다. 아픈 내 몸이 통증을 호소하고 자신을 돌봐달라고 목소리를 내도 그 소리를 듣지 않는 생활을 반복하고 있다. 이것이 습관이 되면 어디가 왜 아픈지조차 알려고 하지 않는다. 시간이 지나면 나아지겠지라는 막연한 희망이 나도 모르는 사이에 절망을 부른다.

몸의 구석구석에서 나오는 미세한 경고음을 감지하지 못하고 어제 했던 행동을 오늘도 여지없이 이어가는 와중에 내 몸은 자신도 모르는 사이에 균형과 중심을 잃어간다. 체형도 망가지고 뒤틀려 가기 시작한다. 문제는 아무도 심각한 몸의 증상이 내는 소리 없는 아우성에 주목하지 않는다는 점이다. 설상가상으로 삶의 균형도 잃어가면서 삶 자체가 꼬이고 있다. 심각한 상태이지만 일상에 치여 흐트러진 몸과 마음을 끌어안고 살아간다. 결국 아픈 중세가 겉으로 드러나야 비로소 문제의 심각성을 깨닫는 것이 너무나 흔한 현실이다.

체형이 뒤틀리는 것은 사실 매일 반복되는 일상적 습관과 무관하지 않다. 내 몸을 움직여 하루를 견디는 습관 자체가 결국 몸에 부정적 영향을 미쳐 생기는 것이 바로 뒤틀린 체형이다. 뒤틀린 체형은 내 몸이 삶과 만나는 접점에서 생기는 상호작용의 산물이다. 체형이 뒤틀리면 몸과 마음에만 문제가 생기는 게 아니다. 인생도 꼬이기 시작하면서 다시 몸과 마음에 부정적인 영향력으로 되돌아온다. 몸이 아픔을 알아차리지 못하는 동안 마음도 점점 아파진다. 몸이 보내는 신호와 경고를 무시하고 마음의 체형이 뒤틀려도 인식하지 못하고 살아간다. 체형을 바로잡아야 꼬였던 삶도 풀리기 시작하면서 어둠의 터널에서 빠져나올 수 있다.

꼬여가는 삶을 바꾸는 한 가지 방법은 삶을 꼬이게 만든 뒤틀린 체형을 바로잡음과 동시에 나도 모르게 반복하는 그릇된 생활 습관까지도 바꾸는 것이다. 필라테스는 뒤틀린 체형을 바로 세워줌으로써 삶의 균형을 회복하고 자기중심으로 세상을 원만하게 살아가게 만들어주는 구심점이다. 필라테스는 뒤틀린 체형을 올바르게 바로잡아 줌으로써 몸과 마음의 균형을 되찾아주고 이전과 질적으로 다른 건강하고 행복한 삶으로 이끌어주는 버팀목이자 디딤돌이다.

나 역시 뒤틀린 체형으로 삶이 꼬여갔음에도 원인도 모른 채 버티고 견디며 살았었다. 그러다 필라테스를 만나면서 큰 깨달음을 얻고 인생이 달라졌다. 나에게 필라테스는 내 삶을 이전과 다르게 근본적으로 변화시킨 동력이었으며 전환점이었다. 흔들리는 삶의 중심에 뒤틀려 가는 몸이 있었음에도 감지하지 못하고 무리하던 내 삶에 한 줄기 빛과 희망을 준 밤하늘의 북두칠성이 바로 필라테스였다.

나는 필라테스와 함께 인생의 절반을 걸어왔다. 수많은 신체적, 정신적 도전을 마주하며 깨달은 것은, 필라테스의 핵심 원리가 인생을 살아가는 데 있어 중요한 역할을 한다는 점이다. 처음엔 그저 몸을 움직이는 운동으로 시작했지만, 시간이 지날수록 필라테스는 내면의 힘과 평안을 찾아주는 도구가 되었고, 삶의 문제를 풀어가는 해답이 되어주었다.

이 책은 뒤틀려 가는 체형은 물론 꼬여만 가는 삶의 복잡한 문제를 해결해주는 비밀 열쇠가 필라테스였음을 고백하는 자기 증언이다. 누군가에게 필라테스는 건강을 위한 운동 수단에 불과하겠지만, 나에게 필라테스는 삶의 혁명을 일으켜 운명조차 새롭게 개척할 수 있게 이끌어주는 구세주나 다름없다.

나는 이 책을 통해서 '삶은 필라테스'라는 다소 도발적인 주장을 펼치려고 한다. 필라테스는 특정 사람들만을 위한 운동이 아니다. 누구에게나 열려 있는, 평생 지속 가능한 삶의 동반자다. 시작하지 않고 늘 고민하는 당신에게 시작하면 건강하고 행복한 삶의 새로운 관문이 활짝 열릴 것이라고 확신의 메시지를 전해주고 싶다. 이 책은 필라테스 이론, 실용적 기술 연마나 향상을 위한 매뉴얼이 아니다. 오히려 이 책은 필라테스를 관통하는 핵심적인 원리가 건강하고 행복한 삶을 만들어가는 근본적인 속성과 맞닿아 있음을 몸으로 깨달은 실천적 교훈을 함께 나누는 데 큰 목적을 두고 있다.

필로소피가 필라테스를 찾아간 까닭이 궁금하지 않습니까? 필라테스는 필로소피다. 왜 그럴까요?

필로소피는 지성이나 머리의 산물이고, 필라테스는 야성이나 몸의 산물이다. 몸이 망가지면 머리가 잘 돌아가지 않는다. 지혜를 사랑하는 학문이 필로소피, 즉 철학인데 지혜를 사랑하기 전에 내 몸을 먼저 사랑해야 하는 이유는 뭘까요?

몸이 부실하면 그 몸으로 지혜를 사랑하기는 어려워진다. 지혜를 사랑하기 전에 몸을 사랑해야 하는 이유다. 나의 몸을 먼저 사랑하지 않는데 어떻게 지혜를 사랑하겠는가? 필라테스를 배우는 궁극적인 목적도 내 몸을 중심에 세우고 뭔가에 집중하기 위해서다. 집중하는 중심에 몸이 있다. 몸이 중심을 잡지 못하면 지혜를 사랑하는 필로소피도 불가능하다. 몸이 망가지면 생각도 세상도 망가진다. 필로소피가 필라테스를 찾아가서 조언을 구한 근본적인 이유도 철학을 생각으로 하는 게 아니라 몸으로 사랑하는 학문이기 때문이다.

지혜를 사랑하는 학문, 필로소피를 공부하기 이전에 지혜를 사랑하는 주인 즉 몸을 사랑하려면 필라테스를 먼저 시작해야 되는 이유다.

이 책이 여러분에게 필로소피보다 필라테스가 왜 더 중요한지를 설명하면서 새로운 가능성의 문을 여는 시작이 되기를 바란다. 필라테스를 통해 더 나은 자신을 발견하고, 진정으로 나다운 삶을 찾는 여정으로 함께 떠나는 티켓은 이미 여러분의 손에 맡겨져 있다. 필라테스가 선사하는 그 놀라운 변화를 여러분의 삶 속에 가득 채워 보는 선택권은 전적으로 여러분 결단과 과감한 시작에 달려 있다. 몸과 마음이 바뀌고 삶에도 혁명이 일어나는 필라테스의 세계로 독자 여러분을 초대한다.

CONTENTS

- **004** 추천사
- **016** PROLOGUE 체형이 뒤틀리면 인생이 꼬인다
- **024** INTRO 필라테스에서 배우는 6가지 인생 원칙

PART 1
집중(concentration) 삶에 집중하는 법
- **038** 다섯 시간을 오 분처럼 보내는 집중의 힘
- **043** 몸과 마음을 하나로 모으는 열쇠, 필라테스
- **049** 삶의 혁명을 여는 첫걸음, 필라테스
- **054** 더 나은 내일은 고독감이 아니라 고독력에서 온다
- **059** 내면의 만족과 평온, 필라테스가 알려준다
- **067** Go-Do-Make, 생각을 멈추고 움직여라

PART 2
중심화(Centering) 중심이 잡혀야 삶이 흔들리지 않는다
- **081** 중심을 잡는 코어, 중력을 이기는 몸
- **087** 코어를 강화하면 당신도 히어로(Hero)가 될 수 있다
- **094** 중심화의 원리는 동양철학과도 연결된다
- **098** 숫자 5에 담긴 중심화의 상징성
- **102** 오각형에서 배우는 몸과 마음의 균형
- **109** 중심을 세우면 오감이 깨어난다

PART 3
조절(control) 스스로 조절하지 못하면 조종당한다
- **124** 바디 컨트롤, 몸이 마음을 이끈다
- **132** 마인드 컨트롤, 나와의 소통에서 시작된다
- **138** 시간 컨트롤, 하루를 의미 있게 만드는 기술
- **142** 푸드 컨트롤, 체중보다 중요한 몸의 변화
- **151** 언어 컨트롤, 필라테스의 긍정의 언어로 삶을 바꾸다

PART 4
정확성(Precision) 정확함이 신뢰와 성취의 출발점이다

- 164 정확하지 않으면 필라테스의 정도에 닿을 수 없다
- 172 필라테스에서 배우는 삶의 지혜 4단계
- 179 반복된 노력으로 다져지는 정확성
- 185 정확성은 신뢰의 지표이자 성공의 근간이다
- 189 정확한 동작으로 몸과 마음이 연결된다
- 195 의도적 반복이 무의식적 습관이 되는 순간

PART 5
흐름(Flow) 흐름을 타야 무아지경에 이를 수 있다

- 208 외부와의 연결을 끊고 내부와 이어지다
- 213 끝과 시작이 맞닿아 흐름이 된다
- 217 곡선의 여유, 직선으로 달려가는 현대인들에게 필요한 충전제다
- 223 몰입 없이는 성취도 없다
- 231 혼란과 방황은 몰입의 전 단계다
- 239 몰입은 자존감에서 비롯된다

PART 6
호흡(Breathing) 호흡이 순조로워야 호연지기의 기상을 얻는다

- 253 짧은 호흡이 부르는 심리적 불안
- 258 긍정의 큰 숨이 부정적 한숨을 언제나 이긴다
- 263 숨쉬기도 운동이다
- 270 쉼표 찍고 쉬지 않으면 영원히 쉬게 된다
- 274 경지에 오른 사람은 호흡부터 다르다
- 280 인생을 바라보는 긴 안목은 깊은 호흡에서 시작된다

- 285 **EPILOGUE** 내 삶의 동반자이자 나침반, 필라테스가 되기를

INTRO

필라테스에서 배우는
6가지 인생 원칙

필라테스로 운동 효과는 물론 삶의 질적 수준을 제대로 높이기 위해서는 '필라테스의 기본 원칙 6가지'에 대해 정확히 알아야 한다.

첫째, '집중(concentration)'이다.

집중은 나의 관심과 애정, 희망과 열정의 에너지를 한 곳에 쏟아붓는 집념의 산물이다. 만약 내 몸이 집중하지 못하고 여러 방향에서 들리는 소음에 귀를 열어 놓는다면 중심을 잡은 몸도 흔들리면서 방향을 잃고 방황을 거듭할 것이다. 운동의 모든 동작은 지금 하는 동작에 온 신경을 곤두세우고 집중할 때 다음 동작과 연결되는 순간에도 의식의 흐름을 그대로 가져갈 수 있다. 마찬가지로 살아가는 과정에서 만나는 숱한 문제나 지금 당장 해결해야 할 수많은 과제에 모두 같은 에너지를 분산시키면 집중할 수 없다. 나무의 가지치기를 통해서 원하는 가지가 올바로 뻗어 나갈 수 있는 것처럼 나의 힘과 에너지를 집중해야 할 일에 선택적으로 쏟아부어야 성과를 만들어낼 수 있다. 집중은 전략적 선택과 포기의 다른 이름이다. 집중해야 삶의 중심을 잡을 수 있고, 어떤 일이든지 집요하게 파고들 수 있게 된다.

둘째, '중심화(centering)'다.

정확한 동작을 통해 만들어가는 몸의 방향성이 선정되면 '중심화'가 필요하다. 정확한 목적의식을 갖고 움직여도 몸이 중심을 잡지 못하면 작은 자극이나 문제에도 심하게 흔들릴 수 있다. 중심이 바로 선다는 것은 정확한 목적지를 향하겠다는 강렬한 신념과 의도의 표현이자 내 삶은 내가 책임지겠다는 불굴의 의지와 집념의 상징이기도 하다. 중심이 흔들리면 모든 게 흔들린다. 중심을 잡으려면 몸의 코어근육이 강력해야 하는 것처럼 삶의 중심을 잡으려면 흔들리지 않는 나만의 신념과 철학, 가치관과 인생관이 담긴 핵심 가치가 있어야 한다. 핵심 가치는 딜레마 상황에 빠졌을 때 내가 어떤 의사결정을 할지 도와주는 기준, 즉 길을 잃었을 때 방향을 알려주는 등대나 나침반과 같은 역할을 한다. 중심을 잡아주는 핵심 가치가 있어야 중도에 쉽게 포기하지 않고 자신이 원하는 삶의 목적지를 향해 노를 저을 수 있다.

셋째, '조절(control)'이다.

중심화와 집중이 정확한 목적지를 향하는 기반 또는 뿌리에 해당한다면 이제부터 설명하는 조절, 흐름, 호흡은 정확한 목적지를 향하는 과정에서 조화롭게 움직여야 하는 세 가지 원칙이다. 그중 '조절'은 한순간도 한눈팔지 않고 내 몸에 집중하면서 중심을 잡기 위해 부단히 내 몸의 움직임에 주목하는 민감한 작용과 반작용의 과정이다. 출발지를 떠나 목적지를 향해 날아가는 비행기가 궤도를 이탈하지 않고 일정한 항로를 따라 비행하는 가장 중요한 힘은 궤도 조절 장치 덕분이다. 우리 인생도 마찬가지다. 정확한 목적지를 향해 삶의 중심을 잡고 집중해서 비상해도 숱한 장애물과 예기치 못한 사건과 사고 때문에 원하는 방향으로 언제나 정확하게 나아가지 못한다. 그때마다 다시 정상 궤도로 진입하려면 다양한 몸의 조절 장치가 작동될 수 있도록 건강한 몸과 정신 자세를 확립하고 있어야 한다. 중심을 잡고 조절하지 못하면 남에게 흔들리고, 세상에 흔들린다. 조절을 통해 균형을 잡아야 절도 있는 삶을 즐길 수 있다.

넷째, '정확성(precision)'이다.

필라테스는 모든 움직임의 시작과 끝에 '정확성'을 둔다. 동작 하나에도 정교함이 스며들 때, 몸의 중심이 자연스럽게 제자리를 찾아간다. 삶도 마찬가지다. 어디를 향해 가는지 분명한 목적의식이 있을 때, 우리는 중심을 잃지 않는다. 필라테스가 정확한 움직임을 통해 몸의 균형을 다지듯, 삶 역시 분명한 방향이 있을 때 비로소 단단해진다. 정확한 동작이 따르지 않으면 마음도 작동하지 않는다. 동작을 정확하게 배우지 않으면 우리가 원하는 방향으로 몸이 작동되지 않는다. 부정확한 동작은 오히려 몸에 해로운 영향을 미칠 수 있다. 명확한 목적 없이 그저 열심히 나아가기만 한다면, 방향을 잃은 배처럼 예상치 못한 곳에 이르거나 더 깊은 혼란에 빠질 수 있다. 노력의 방향이 흐트러지지 않도록, 중심을 잡아주는 기준이 반드시 필요하다. 정확한 목적지를 안 상태에서 열심히 살아갈 때 삶의 과정 자체가 배움의 연속이자 나의 강점과 재능을 계발하고 스스로 성장하는 과정이 될 수 있다. 정확한 동작의 반복과 정확한 목적지 선정은 필라테스와 인생이 만나는 첫 번째 접점이 된다. 필라테스에서 정확성은 삶이 지향하는 정확한 목적지와 연결된다.

다섯째, '흐름(flow)'이다.

몸의 중심을 잡고 집중하면서 정확한 목적지로 향하기 위해서는 지속적인 통제와 조절을 통해 몸과 마음이 혼연일체가 될 수 있도록 일정한 흐름을 타야 한다. '흐름'은 동작의 끝에서 다른 동작이 시작되는 연속적인 과정이다. '끄트머리'라는 말이 있듯이 동작 끝에서 또 다른 동작의 머리, 즉 시작이 리듬감을 느끼고 연결되는 매끄러운 흐름이 이어질 때 필라테스는 최상의 효과를 거둘 수 있다. 인생에서도 한 가지 일이 끝나면 거기서 모든 게 끝나는 게 아니라 또 다른 일이 이어진다. 졸업의 끝에서 취업이 시작되고, 목표 달성의 끝에서 또 다른 목표를 향한 출발이 끝없이 이어진다. 우리의 삶은 흐름을 통해 이어질 때 가장 자연스럽고 행복하다고 할 수 있다. 무언가가 끝났다고 해서 절망할 필요가 없다. 왜냐하면 그 끝에서 또 다른 시작을 통해 절망을 희망으로 바꿀 수 있기 때문이다. "끝날 때까지 끝난 게 아니다."라고 미국의 프로야구선수 요기 베라도 말하지 않았던가. 끝End과 끝End이 끝없이 AND로 연결되는 흐름은 필라테스나 인생이나 마찬가지다. 흐름을 타지 못하면 인생이 흐지부지된다. 흐름을 타고 몰입해야 무아지경에 이를 수 있다.

여섯째, '호흡(breath)'이다.

마시는 것보다 내쉬는 호흡에 초점을 두는 필라테스는 몸과 마음을 연결하는 매개 사이에 혼연일체가 되는 과정을 강조한다. 마시는 동작과 내쉬는 호흡 사이에 동작과 동작의 연결이 물 흐르듯 이루어질 때 필라테스 효과는 극대화된다. 몸을 움직이면서 내면의 호흡에 귀를 기울일 때 몸과 정신은 마치 하나로 통일되는 듯한 감각적 깨달음을 경험한다. 들숨과 날숨 사이에 쉼이 있다. 쉼이 없는 숨은 사람의 몸과 마음을 가쁘게 만들 뿐이다. 들숨과 날숨 사이에 존재하는 순간의 쉼이 다음 들숨과 날숨의 강도와 기간을 조절한다. 그 사이에 필라테스 동작이 이어지면서 몸은 마음속으로 마음은 몸속으로 들어가 혼연일체가 되는 희열감을 맛본다. 인생도 마찬가지다. 가쁜 숨을 몰아쉬다가 가끔 편안히 쉬면서 자기 호흡을 느껴보는 묵상이나 명상 시간을 가질 때 내가 무엇을 위해서 왜 살아가고 있는지를 성찰하게 된다. 호흡이 원활하지 않으면 호소력을 지닐 수 없다. 정확하게 호흡해야 세상의 소리를 흡수할 수 있다. 호흡은 필라테스와 인생을 연결하는 살아있는 증인이다. 호흡이 멈추는 순간 사람의 생명도 멈춘다. 숨이 멎기 전에 필라테스를 통해 진정한 쉼의 본질을 깨달을 필요가 있다.

어떻게 우리 삶을 건강하게 만들까

필라테스의 6가지 원리는 단순히 신체적 운동을 위한 기본 원리 이상의 의미를 가진다. 이 원리들은 몸과 마음의 조화를 통해 삶의 중심을 잡는 법을 가르쳐준다. 나무가 뿌리를 내리고 가지를 뻗어 나가는 모습처럼, 필라테스의 원리도 우리의 몸과 삶에 깊이 뿌리내려, 건강한 삶으로 나아가는 지침이 된다.

집중과 중심화는 나무의 뿌리와 같다. 뿌리가 깊고 튼튼해야 나무가 흔들리지 않고 자라날 수 있듯, 필라테스의 집중과 중심화는 우리가 삶 속에서 균형을 잃지 않도록 도와준다. 몸의 코어를 강화하고 그 중심에 집중하는 것은 인생의 어려움 속에서 흔들리지 않는 내면의 힘을 기르는 과정이다.

호흡은 나무에 물과 영양분을 공급하는 것과 같다. 올바른 호흡은 몸과 마음에 필요한 산소를 공급하며, 불필요한 긴장을 풀어준다. 호흡은 단순한 신체적 작용을 넘어, 정신적인 평온을 찾게 해준다. 깊고 규칙적인 호흡은 삶의 리듬을 조절하는 데 필수적이다.

정확성은 나무의 가지가 어떻게 자라나야 하는지 방향을 제시하는 원리다. 정확한 동작은 몸의 효율성을 극대화하고, 불필요한 에너지를 낭비하지 않도록 돕는다. 이처럼 삶에서도 정확성을 통해 각 행동의 목적을 분명히 하고, 효율적인 선택을 해야 한다.

흐름은 나무의 성장 과정과 유사하다. 나무가 자라는 과정이 끊임없이 이어지는 것처럼, 필라테스의 동작도 자연스럽고 유연하게 이어져야 한다. 삶에서도 무언가를 멈추지 않고, 계속해서 나아가려는 흐름이 중요한 역할을 한다. 한 동작의 끝이 곧 다음 동작의 시작이듯, 삶의 과정도 끝없는 순환 속에 있다.

조절은 나무의 성장을 스스로 조절하는 과정이다. 필라테스에서 몸의 모든 움직임을 의식적으로 조절하는 것이 중요하듯, 인생에서도 자신의 감정과 행동을 잘 조절하는 것이 중요하다. 우리는 내면의 리더로서 삶의 방향을 결정하고, 스스로를 통제해야 한다.

마지막으로 집중과 중심화, 호흡, 흐름, 조절이 각자의 위치에서 자기 본분을 다하면 저절로 정확성은 달성된다. 정확성은 의도적 산물이 아니라 무의식중에 일어나는 가장 자연스러운 경지에 이른 상태이다.

결국, 필라테스의 6가지 원리는 신체의 건강을 넘어 삶의 철학과도 깊이 연관되어 있다. 이 원리들을 따라 삶을 살아간다면, 신체와 마음의 조화 속에서 건강한 삶의 뿌리를 내리고 성장해갈 수 있다.

조셉 필라테스가 말하는 필라테스의 6가지 근본 원리

1 Concentration(집중)

"Full attention is given to each exercise to obtain maximum value."
필라테스 운동은 정신과 몸의 연결을 중요시한다. 운동하는 동안 각 동작에 완전히 집중해야 하며, 이를 통해 최대의 효과를 얻을 수 있다.

2 Centering(중심화)

"Powerhouse is the center of all movement."
필라테스에서는 신체의 중심을 파워하우스라고 부르며, 이는 복부 근육과 다열근 횡격막에서 골반저근을 포함하는 신체의 코어 근육을 가리킨다. 모든 움직임은 이 중심부에서부터 시작되며, 이를 강화함으로써 안정성과 힘을 기를 수 있다.

3 Control(조절)

"Contrology is the complete coordination of body, mind, and spirit."
필라테스 운동을 'Contrology'라고 부르는 이유는 모든 동작이 완벽하게 제어되어야 하기 때문이다. 자신의 몸을 의식적으로 통제함으로써, 무의식적인 움직임이나 부정확한 동작을 피할 수 있다. 몸의 각 부위는 정신의 지시대로 움직여야 한다.

4 Precision(정확성)

"Each movement in Pilates has a purpose. It must be precise to be effective."
필라테스에서는 동작 하나하나가 정확해야 한다. 잘못된 자세나 부정확한 동작은 오히려 부상을 초래할 수 있으며, 효과를 반감시킨다. 정확한 움직임을 통해 근육의 사용을 극대화해야 한다.

5 Flow(흐름)

"Movement should be smooth, continuous, and graceful."
필라테스 동작은 끊김 없이 자연스럽고 유연하게 연결되어야 한다. 각 동작이 부드럽게 이어지며 신체의 균형을 유지하는 것이 중요하다. 이러한 흐름은 몸의 에너지를 효율적으로 사용하도록 도와준다.

6 Breathing(호흡)

"Proper breathing is essential, and helps you execute movements with maximum power and efficiency."
필라테스에서 호흡은 동작을 수행하는 데 있어서 힘을 최대화하고 효율성을 높이는 역할을 한다. 깊고 규칙적인 호흡은 산소 공급을 원활하게 하고, 신체가 최상의 상태로 기능하도록 도와준다.

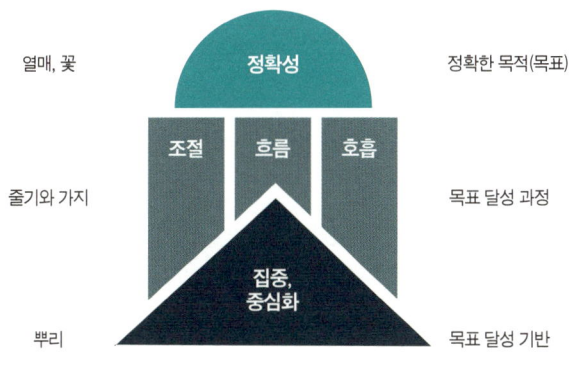

PART 1

집중 *concentration*

삶에 집중하는 법

나무의 가지치기를 통해서 원하는 가지가 올바로 뻗어 나갈 수 있는 것처럼 나의 힘과 에너지를 집중해야 할 일에 선택적으로 쏟아부어야 성과를 만들어낼 수 있다. 집중은 전략적 선택과 포기의 다른 이름이다.

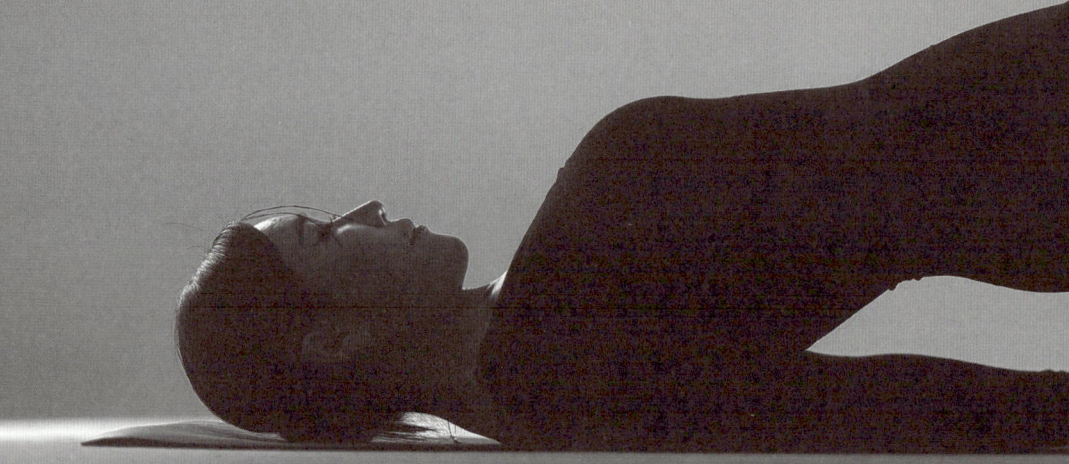

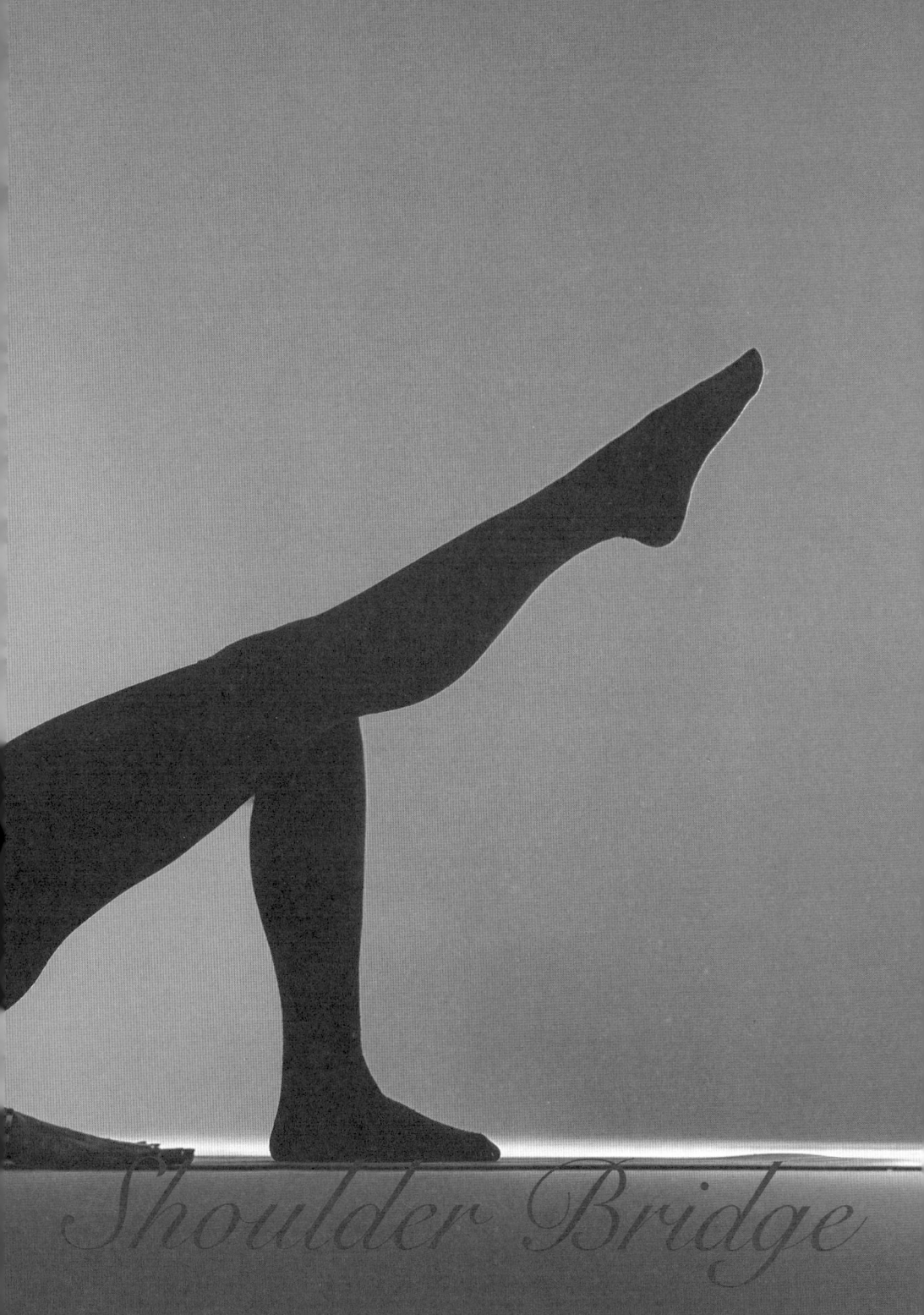

필라테스는 몸과 정신을 독립된 개체로 보지 않고 하나로 연결된 유기체로 바라본다. 필라테스는 신체 움직임에 초점을 맞추는 동시에, 우리의 정신 근육까지 단련하는, 즉 몸과 마음의 조화를 꿈꾸는 이상적인 운동이다.

몸과 마음을 하나로 연결하는 필라테스의 6가지 원리 중 집중은 움직임과 호흡, 몸과 마음을 융합시키는 통합적인 경험을 가리킨다. 집중을 통해 몸의 역동과 안정성, 효율성과 효과성, 긴장감과 이완감의 조화를 도모하게 된다. 집중의 힘이 없는 움직임은 에너지 낭비일 뿐이며, 움직일수록 피곤함만 가중되는 역효과만 낳을 뿐이다.

그렇다면 필라테스에서 '집중'이 왜 중요할까? 필라테스에서는 각 동작마다 고유한 횟수를 지키며 운동하는 특징이 있다. 동작을 정확하게 취하고, 그 동작의 목표에 집중하지 않으면 운동 효과가 반감되기 때문이다. 이것이 몸의 중심으로부터 연결되는 말단부위까지 모든 신경과 근골격계를 컨트롤해서 움직임을 유지하는 이유이다. 몸과 정신이 혼연일체가 된 상태로 집중해서 하는 운동이 바로 필라테스라는 점에 주목해야 한다.

우리의 뇌는 정교한 움직임을 계획하고 실행하도록 설계되어 있다. 그중에서도 일차운동피질primary motor cortex은 움직임의 출발점이다. 전

운동피질premotor cortex과 보완운동영역Supplementary Motor Area, SMA, 전전두엽prefrontal cortex까지 함께 작동하며, 동작의 준비와 조율, 집중 상태를 유지한다.

필라테스를 반복적으로 동작을 수행하면 뇌의 연결성이 자연스럽게 강화된다. 새로운 움직임 패턴이 자리 잡으며 신경가소성neuroplasticity이 활발해지고, 동작의 정확성과 협응력, 집중력까지 함께 자라난다.

호흡도 빼놓을 수 없다. 규칙적이고 깊은 호흡은 뇌에 충분한 산소를 공급해 대뇌피질과 해마, 전전두엽의 활성을 높인다. 이 과정에서 기억력과 인지력, 학습 능력까지 향상된다.

또한 반복적인 움직임과 호흡은 부교감신경계를 활성화해 심박수를 안정시키고, 스트레스 반응을 완화한다. 자연스레 마음은 고요해지고, 몸은 더 깊이 몰입한다.

다섯 시간을
오 분처럼 보내는 집중의 힘

몰입은 시간의 감각을 바꾼다

집착은 집중을 방해한다. 집중하려면 자신이 달성하고 싶은 분야에 대한 집념이 있어야 한다. 집념은 한 곳을 중점적으로 공략하려는 일관된 마음이다. 집중력이 곧 시간과 삶의 경쟁력으로 이어지는 까닭이다. 집중하지 않으면 어떤 작품도 만들 수 없다. 작품을 완성하려면 가장 중요한 전제조건이 일정 기간 유지되는 집중이다. 집중하지 않으면 주변에 산재하는 다양한 데이터를 집대성할 수 없다. 집대성하지 않으면 자신이 원하는 작품을 만들 수 없고 당연히 성공할 수 없다. 그러므로 큰 성공의 비결은 집중하는 힘이다. 집중 없이 성공한 사람은 없다. 성공한 모든 사람은 산만한 정신을 가다듬고 한 곳에 집중한 사람이다. 결국 성공의 가장 중요한 필요조건은 집중이다. 따라서 성공을 원하거나 어떤 경지에 이르고 싶은 사람은 집중하는 방법을 배워야 한다.

또한 성장하고 성숙하려면 혼자 있는 시간을 두려워하면 안 된다. 온전히 혼자 있는 시간에 집중하고, 완성하고 싶은 작품에 이르는 기술을 연마하거나 숙련하고, 반복적으로 연습해야 한다. 성향에 따라 혼자 있는 시간보다는 함께 보내는 시간을 선호하는 사람도 많다. 24시간을 모두 다른 사람과 공유할 수 없으므로 타인과 공유하는 시간 이외에는 결국 혼자의 시간을 보내야 한다. 다른 사람과 아이디어를 공유할 수 있지만, 공유된 아이디어를 오로지 나만의 작품으로 만드는 시간은 혼자 있는 시간이다. 모든 작품은 혼자 있는 시간에 완성된다. 오롯이 혼자 있는 시간에 각자의 전문 분야에서 깊이 있게 성장할 수 있다.

예를 들어, 오케스트라에서 각 악기가 하나의 곡을 완성하려면, 각 연주자가 먼저 자기 악기를 이해하고 익히는 시간이 필요하다. 배우고, 스스로 반복하고, 때론 지루한 연습의 시간을 견뎌내며, 소리를 정제해간다. 그렇게 자신의 역할에 몰입하고 숙련된 이들이 모여야 비로소 최고의 합주가 가능하다. 그 합주는 단순한 소리의 모음이 아니라, 개개인의 집중이 어우러진 예술이 된다.

드라마나 영화도 마찬가지다. 연출, 조연출, 감독, 시나리오 작가, 배우까지 모든 이들이 각자의 자리에서 집중과 성장을 반복하며, 하나의 이야기와 감정을 조율해간다. 대본을 읽고 또 읽고, 캐릭터를 해석하고, 장면을 상상하며 준비한 그 내밀한 시간이 모여 관객의 마음을 움직이는 한 편의 작품이 된다.

이렇듯 혼자만의 시간에 몰입하고, 자기만의 실력을 연마한 사람들이 함께 모였을 때, 하모니는 가능하다. 그 중심에는 언제나 집념이 있고, 그 집념은 곧 집중력으로 이어지며, 집중은 결국 한 사람만의 독창적인 작품을 만들어낸다. 위대한 창작은 결코 우연히 탄생하지 않는다. 그것은 오랜 고요 속에서 길어 올린 집중의 결과다.

집중을 잘할수록 시간을 효율적으로 사용할 수 있다. 집중하는 사람은 자신이 집중하는 분야나 과제 이외에 다른 관심을 쏟지 않는다. 주어진 시간에 주어진 작품을 완성해야 하므로 시간을 효율적으로 사용할 수밖에 없다. 아마추어는 시간 안배와 활용 면에서 프로보다 미숙하다. 진정한 프로는 전체 시간을 염두에 두고 어떤 과제를 언제 어떻게 집중해야 하는지를 숙지하고 있다. 아마추어는 상황이 여의치 않으면 안 되는 이유나 방법을 찾지만 프로는 어떤 상황에서도 되는 방법을 찾아낸다. 그 과정에서 혼자만의 시간을 보내며 방법을 모색하게 된다. 혼자만의 시간을 보내는 방법은 다를 수 있어도 하나의 작품을 만들어내는 데 혼자만의 시간이 절대적으로 필요한 것은 분명하다.

현대인들이 집중을 못 하는 이유는 자기 인생에서 무엇이 소중하고 의미 있는 것인지를 모르기 때문이다. 목적의식을 잃어버리고 우왕좌

왕右往左往하면 다른 사람의 의견에 좌지우지左之右之된다. 설상가상으로 지금 이 시점에서 무엇이 소중한지를 결정할 수 없으므로 동분서주東奔西走한다. 또한 현대인들은 나를 살아있게 만드는 것이 무엇인지를 생각하지 않거나 나다움을 드러내는 진정한 매력이 무엇인지 숙고하는 시간을 잃어버렸다. 더 나아가 나를 행복하게 하는 것이 무엇인지 못 찾은 사람들이 많으므로 바쁘게 생활하지만 만족을 느끼지는 못한다. 자기중심이 없으므로 세상의 메시지에 순간적으로 반응하는 경우가 많다. 변덕이 심해 매번 다르게 생각하고 행동한다. 남의 소리에 지나치게 현혹당하면 몸과 마음은 중심화로 가는 길을 잃어버린다. 중심화가 안 되면 집중하기도 어렵다. 감정에 따라 작은 일에 화나거나 짜증 내면 더욱 집중은 어려워진다. 감정이 나를 휘두르지 않도록, 정작 지금 시점에서 나에게 가장 소중한 일이 무엇인지를 차분하게 생각하는 과정이 있어야 집중할 수 있다.

집중을 방해하는 요인들은 여러 가지가 있다. 소셜미디어, 집안일(책상 정리, 청소 등), 반려동물, 게임, 귀찮음, 시간 미루기, 지난 일의 후회, 일어나지 않은 일의 걱정, 잡념 등과 같은 흐르는 시간에 자신도 모르게 떠내려간다. 집중하면 다섯 시간이 지났는데 오 분처럼 느껴진다. 좋아하는 사람과 함께 있으면 시간이 빠르게 지나가는 것도 같은 맥락이다. 내가 무슨 일을 할 때 시간이 잘 가는지, 누구랑 있을 때 시간이 잘 가는지 생각해보자. 어떤 시간이 집중이 잘되는 시간인지 체크해봐야 한다.

쓸모 있는 시간뿐만 아니라 쓸모없는 시간도 잘 보내야 집중을 잘할 수 있다. 행복한 시간을 충분히 잘 보내야 정신적 휴식 시간을 확보할 수 있다. 휴식으로 충전을 해야 완전한 집중과 몰입을 할 수 있게 된다. 하지만 모든 시간을 집중이 잘되는 시간으로 사용하기는 어렵다. 그래서 집중을 잘할 수 있는 나만의 시간과 공간을 의도적으로 배치하거나 구성해야 한다.

실천을 도와주는 윤정 생각

- 집착에서 벗어나려면 내가 무엇에 끌려가고 있는지를 생각해야 한다. 가던 길을 잠시 멈춰서서 자신이 무엇에 빠져서 살아가고 있는지 자주 자기 성찰을 해 봐야 한다.
- 집중이 잘되는 나만의 공간이나 특정한 시간대를 설정하자. 그 공간과 시간대에는 다른 사람이 나를 간섭하거나 참견하지 않도록 일정한 장치를 만들자.
- SNS를 보는 시간도 하루 일과 중에 특정 시간대를 설정, 잠시 디스 커넥션하는 시간을 마련하면 일상에 집중할 수 있는 계기가 된다.
- 혼자 보내는 시간 연습을 하자. 아무것에도 신경 쓰지 않고 집중을 방해하는 모든 것과 단절된 상태에서 뭔가에 흠뻑 빠지는 습관을 만들어보자.

몸과 마음을 하나로 모으는 열쇠, 필라테스

분리된 자신을 다시 잇는 연습

 필라테스를 통해 우리는 집중하는 방법을 배운다. 몸으로부터 집중이 정신으로의 집중을 안내한다. 신체 모든 부위가 어디로 향하고 있는지 생각해봐야 한다. 손가락과 발가락 모든 부위별로 저마다의 방향으로 향하는 것을 하나로 모으는 중심으로부터의 집중이다. 눈을 감으면 내면으로 신체의 기능이 연결된다. 저마다의 기능을 발휘하는 저마다의 부위들은 저마다의 목적이 있다. 하지만 일정한 목적의식을 갖고 하나의 방향으로 통일이 되면 우리 몸은 한 곳으로 집중할 수 있는 길을 만들어 간다. 집중하지 않으면 세상의 흐름에 휩쓸려 갈 수 있고, 중요한 것이 무엇인지 판단할 수 있는 능력도 생기지 않는다.

 집중集中은 글자 그대로 가운데로 모음을 의미한다. 집중은 몸과 마음을 하나로 연결하여 한 곳으로 모으는 힘을 발휘하게 만드는 원동력이다. 하나의 점으로 모든 힘을 모으는 동작이 수축이다. 운동은 근육의 수축과 이완의 반복이다. 집중의 핵심은 몸과 마음을 하나로 연결하여 정신과 육체가 조화를 이루도록 하는 데 있다.

　필라테스는 중력에 저항하며 움직이는 훈련이다. 몸이 중력에 끌려 무너지지 않도록, 스스로 수축과 이완의 힘을 섬세하게 컨트롤해야 한다. 힘이 빠져 흐트러지는 것이 아니라, 중심에서부터 에너지를 일으켜 내어 그 흐름을 몸 전체로 균형 있게 확장시키는 것이다. 이러한 움직임은 몸이 위에서 아래로 처지듯 떨어지지 않도록, 중심축을 따라 의식적으로 힘을 세우고 조율하는 과정이다. 결과적으로 움직임은 더 이상 무의식적인 반복이 아닌, 의도적이며 집중된 흐름이 된다. 이 힘의 컨트롤이 필라테스의 본질이자, 몸과 마음을 동시에 깨우는 방식이다. 신체의 모든 부위를 중심으로부터 집중하여 전신을 고르게 연결하고 유연하면서도 강한 힘으로 움직이는 운동이다. 각 동작마다 고유한 특징으로 우리 몸을 특별히 더 강화 또는 발달시키는 효과가 있고 모든 동작이 전신 운동이다. 집중을 통해 모든 동작을 컨트롤하고 머리부터 발끝까지 모두를 사용하여 움직이는 운동이다. 그래서 시작부터 끝까지 멈춤 없이, 동작과 동작 사이조차 매끄러운 움직임으로 연결해야 한다.

　모든 동작의 순간마다 온 신경을 집중하므로 마음과 몸은 서로 구분되지 않고 혼연일체로 움직인다. 눈을 감고 명상을 하는 것도 좋은 방법이다. 하지만 필라테스의 차별적 특징은 명상을 따로 하지 않아도 몸과 마음을 하나로 연결할 수 있다는 점이다. 시작 자세, 매 순간의 움직임, 호흡의 연결된 조화로움은 해부학과 생리학 기반으로 분석해도 나무랄 데 없을 정도로 부족함이 없는 운동이다.

필라테스는 강하게 움직인다고 잘되는 것도 아니고 무조건 유연하게 몸을 푼다고 잘되는 것도 아니다. 유연하면서도 동시에 강한 동작을 매끄럽게 연결해 움직이는 게 집중의 포인트이다. 생각도 유연해야 집중을 잘할 수 있다. 근육도 수축만 되어 있으면 움직임에 제한이 생긴다. 매번 움직이는 동작마다 모든 신경을 전신에 다 써서 움직이면서도 힘은 중심을 잡고 집중을 유지해야 한다. 강약 조절 그리고 내면과의 연결에도 이완과 수축이 잘되어야 한다. 강하면 부러지고, 유연하기만 하면 맥없이 흐느적거릴 수도 있다.

집중을 잘하기 위한 또 하나의 방법은 몸과 마음을 비우는 데 있다. 마음을 비우는 연습은 몸을 비우는 연습으로 훈련한다. 몸을 비우는 연습은 단식斷食을 통해 경험할 수 있다. 특히 내장 기관을 비우고, 배변 활동을 촉진하면 내 몸에 어느 정도 공간이 있는지를 몸으로 느낄 수 있다. 단식은 의지가 아니라 훈련이다. 그냥 굶는 것이 아니라 먹는 시간과 먹지 않는 시간을 조절하는 게 중요하다. 먹는 시간에 몸이 소화와 흡수, 배변까지 집중하게 만든 시스템이다.

또한 찬물로 샤워하는 콜드 테라피는 근육의 이완과 수축에 따른 온도 변화를 경험함으로써 몰입과 차단을 피부로 느끼게 만드는 좋은 도구이다. 따뜻한 물로 충분히 샤워나 목욕을 한 이후에 찬물로 몸에 자극을 주면 내 몸이 응집된다는 느낌이 들며 정신을 바짝 집중할 수 있게 된다. 찬물이 몸에 닿는 순간부터 끝나는 순간까지 아무 생각이 들지 않는다. 생각이 차분해지는 순간 몰입으로 자연스럽게 연결된다. 잡념이 없는 순간을 매일 연습하여 필요할 때마다 스스로 집중해서 컨트롤하는 강한 힘을 키울 수 있다.

깊은 내면으로의 연결은 몸의 집중과 센터링을 통해 가능해진다. 집중하면 중심화가 쉬워지고, 중심화가 이루어진 상태가 되면 자연스럽게 집중도 잘 따라온다. 집중과 중심화는 선후관계나 인과관계가 아니라 서로가 서로에게 영향력을 주고받는 호혜적 관계다. 집중화가 원인이 되면 중심화가 결과로 나타나기도 하고, 중심화가 원인이 되면 이번에는 집중이 결과적으로 동반된다. 이런 점에서 중심화와 집중은 다른 필라테스 원리와 마찬가지로 이분법적으로 분명하게 구분되는 독립적 원리가 아니다. 특히 필라테스를 실제로 하는 와중에는 더욱더 저마다의 원리들이 상호 작용을 하면서 시너지를 내기 때문에 어떤 원리를 따로 떼어서 독립적인 기능을 설명하는 것에는 무리가 따를 수 있다. 다만 초보자들이 각각의 원리가 갖는 효과와 기능을 분명하게 이해할 수 있도록 차별적인 특징이나 원리에 대한 몸의 움직임을 설명하는 것이다.

    이런 점에서 집중하지 않으면 중심을 잡지 못하고 우왕좌왕하는 사람이 될 수도 있다. 중심화에 해당하는 영어 'concentraion'의 어원을 살펴보면 라틴어에서 집합을 의미하는 'concentratio'에서 유래되었음을 알 수 있다. 여기서 'con'은 '함께'라는 뜻이고, 'center'는 '가운데'를 의미하며, 'ate'는 각각의 단어를 연결하는 동사다. 단어가 만들어질 때 자연스러운 발음을 위해 center에서 e는 생략된다. 'concentration'은 집중, 집결 또는 농축을 의미하는데, 가운데center에서 벗어나지 않도록, 즉 한 지점에 모든 것을 다 함께con 쏟아붓는다는 의미에서 집중시키다, 집중하다의 뜻이 된다. 집중은 더 나아가 한 지점으로 모이는 것과 같이 집결시키다, 집결하다의 뜻이 될 수도 있고, 좁은 공간에서 많은 것들이 몰리면 밀도가 높아지는 측면에서 농축시키다의 뜻이기도 하다. 이처럼 집중은 집결과 농축의 이중적인 의미를 지니고 있다.

실천을 도와주는 윤정 생각

- 집중력이 분산되는 이유는 내가 무엇에 관심과 애정이 있는지 모르기 때문이다. 나를 살아있게 만드는 일이 무엇인지 생각나는 대로 적어보고, 각각에 집중해본 경험을 써본다.

- 내가 최근에 어떤 순간에 집중해보았는지, 그 순간을 육하원칙에 따라 기록해본다.

- 내가 무엇 때문에 집중을 잘하게 되었는지 조목조목 깊이 생각해보고, 앞으로 집중을 잘하기 위해서는 무엇이 추가로 더 필요한지를 생각해본다.

- 최근에 무엇에 집중하지 못했는지, 나의 집중을 방해하게 된 5가지 주요 원인을 써보고 그 원인을 제거할 수 있는 대안을 찾아본다.

삶의 혁명을 여는 첫걸음, 필라테스

작은 변화가 큰 전환이 된다

현대인들이 방황하는 이유는 길을 못 찾아서가 아니라 길이 너무 많아서이다. 길이 없는 것이 아니라 길이 너무 많아서 한 가지 길에 집중하지 못하는 것이다. 집중하는 경험을 해 보지 않은 사람은 집중하는 경험이 얼마나 행복한 순간을 선물로 가져다주는지를 모른다. 집중하는 하루가 행복하고, 그런 하루가 쌓여 한 달, 일 년이 된다면, 그 사람은 행복한 삶을 살고 있다고 말할 수 있다. 집중은 필라테스를 할 때만 필요한 게 아니라 행복한 삶을 살아가는 데도 필수적인 조건이다. 행복한 삶은 내가 무슨 일에 집중하는지, 얼마나 집중력을 잃지 않고 오랫동안 유지하는지에 달려 있다. 즉 행복은 집중력의 강도, 빈도에 따라 결정된다고 해도 과언은 아니다.

정말 집중하지 않으면 내 인생에서 소중한 것이 무엇인지 알 수 없다. 나를 알아가는 길에는 반드시 집중으로 통하는 관문이 기다리고 있다. 생각이 떠오를 때 연상되는 것을 빨리 기록하지 않으면 휘발된다. 그때 순간적으로 집중력이 발휘된다. 이런 순간이 반복될수록 초기의 집중에 이어 다음 집중하는 순간에도 별다른 방해를 받지 않고 온전히 나 자신을 발견하는 길로 접어들 수 있다.

그렇다면 집중을 잘하는 특별한 방법은 무엇일까? 집중을 잘하는 습관을 들이려면 오히려 집중을 방해하는 요소를 제거하는 방법을 아는 게 더 효율적이다. 집중을 방해하는 요인만 제거해도 집중력이 발휘된다. 장애물을 제거하면 저절로 디딤돌을 딛고 성공하는 길로 가는 여정과 같은 맥락이다.

집중이 안 되는 이유는 걱정이 많아서다. 걱정은 흔히 현재 능력으로 할 수 없다는 부정적인 생각이 지배할 때 생긴다. 또한 현재 나의 처지와 입장에 비추어 볼 때 생각지도 못한 문제가 생길 수 있다는 예감이 들 때도 생긴다. 흔히 걱정은 실행해보지 않고 앉아서 생각하거나 검토를 거듭하는 과정에서 끊임없이 이어진다. 하지만 대부분은 쓸데없는 걱정이거나 내 능력 밖의 일로 걱정하는 일이 대부분이다. 걱정을 한다고 걱정하는 일이 해소되는 경우는 거의 없다. 그래서 "걱정이 많아서 걱정을 안 하면 걱정이 없겠네."라는 티베트 속담이 있다. 심리학적 연구 결과에 따르면 걱정해서 해결될 문제는 약 4%에 불과하다고 한다. 나머지 96%는 걱정을 해도 어쩔 수 없는 일이거나, 걱정할 필요가 없는 일이라고 한다. 결국 걱정해서 해결될 일은 거의 없다는 것이다.

이런 점에서 걱정은 격정激情으로 바꿔야 한다. 걱정은 행동하지 않고 책상에 앉아서 머리를 굴리는 일이다. 걱정이 반복될수록 두통이 심해지는 이유다. 책상에 앉아서 고민을 거듭하며 걱정하지 말고 문밖으로 나가서 걱정하던 문제를 해결하기 위해 정면으로 도전해야 한다. 실제 몸을 움직여보면 걱정하는 문제는 기우杞憂인 경우가 많다. 기우는 반복되면 더욱 심각하게 돌이킬 수 없는 걱정의 구렁텅이로 빠신다. 상태가 더 심각해지기 전에 걱정을 그만두고 과감하게 행동하면 내가 걱정했던 문제가 아무런 문젯거리가 되지 않는 경우가 많다. 행동하면서 문제와 정면으로 맞설수록 오히려 문제의 심각성은 현격하게 줄어든다.

걱정은 후회하는 과거의 과정이고, 근심은 일어날 일에 대한 미래형이다. 집중이 안 되는 이유는 이미 지나간 과거를 끌어다 후회하고 있고, 다가오지 않은 미래를 앞당겨 와서 미리 고민에 빠지기 때문이다. 과거를 후회한다고 바뀌지 않고 다가오지 않은 미래를 미리 당겨와서 걱정한다고 해결되지 않는다. 오로지 바꿀 수 있는 것은 현재다. 현재를 바꾸면 후회했던 과거도 아름다운 추억으로 회생하고, 오지 않은 미래도 아름다운 미美래의 선물로 다가온다. 영화 〈쿵푸팬더〉의 대사를 보

자. "과거는 이미 지나간 역사history, 현재는 선물present, 미래는 아직 다가오지 않은 미스터리mystery다." 우리가 바꿀 수 있는 건 오직 선물로 주어진 현재뿐이라는 의미다.

필라테스가 오로지 집중을 통해 현재에 몰입하는 이유다. 과거의 아픔을 갖고 있던 사람, 다가오지 않은 미래를 걱정하는 사람들에게 특히 필라테스가 좋은 이유도 여기에 있다. 필라테스를 통해 단련되는 몸의 시제는 과거에 있을 수 없고, 미래에도 있을 수 없다. 현재 시제에만 존재할 뿐이다. 운동을 하면 과거의 부실했던 삶도 극복되고, 불확실한 미래를 대체할 가능성의 기반도 마련할 수 있다. 결론적으로 필라테스를 하면 바꿀 수 없는 과거를 아름다운 추억으로 소환시킬 수 있고, 다가오는 미래에 담대하게 대응하는 기반을 마련할 수 있다. 집중하려면 과거에 대한 걱정은 쓰레기통에 버려야 한다. 마찬가지로 오지도 않은 미래를 걱정하는 시간도 내다 버려야 한다. 오롯이 현재에 집중하면 과거도 미래도 바꿀 수 있는 혁명이 일어난다. 필라테스는 그렇게 삶의 혁명으로 이어지는 육교가 될 수 있다.

삶의 혁명은 하루아침에 저절로 일어나지 않는다. 과거의 몸에 대한 후회, 미래의 몸에 대한 걱정을 하느라 현재의 몸을 돌보지 못하는 경우가 너무나 많다. 후회 천국인 과거도 걱정의 신천지인 미래도 오로지 필라테스를 통해 현재를 바꾸면 삶의 혁명이 일어난다. 우리가 필라테스를 운동으로만 받아들이지 말고 일상적 삶을 바꿀 수 있는 혁명 수단으로 받아들여야 하는 이유다. 몸의 혁명을 넘어 삶의 혁명을 이루는 길에 접어들고 싶은 사람은 모두 필라테스를 시작해야 하는 까닭이다.

실천을 도와주는 윤정 생각

- 거창한 생각이나 대담한 비전과 꿈보다 더 소중한 것은 내 몸을 매일매일 돌보면서 집중하는 일이다. 모든 혁명은 내 몸과 마음에서 시작된다.
- 자기 몸을 사랑하지 않는 사람은 그 어떤 것도 사랑할 수 없고, 그 누구도 사랑할 수 없다. 모든 사랑의 출발은 내 몸이다. 내 몸이 내는 작은 소리에 귀를 기울이며 집중하는 길이 바로 세상을 사랑하는 출발점이다.
- 내 몸과 마음의 집중적인 단련을 통해 언제 어느 순간에 큰 느낌이 오고 깨달음이 다가오는지를 잘 관찰해보자. 내 몸은 내가 책임지는 것이다. 내 마음대로 움직일 수 있는 가장 강력한 것은 내 몸뿐이다.

더 나은 내일은 고독감이 아니라 고독력에서 온다

홀로 있는 시간이 깊이를 만든다

고독孤獨은 자기 자신과의 깊은 연결을 의미하며, 내적인 성장과 발전을 이루는 과정이다. 고독은 창작과 성장의 과정에서 없어서는 안 될 필수적인 요소다. 고독과 외로움은 결이 다르기 때문에 분리해서 생각해야 한다. 외로움은 다른 사람과의 연결이 단절되었을 때 느끼는 감정이다. 외로움이 깊어지면 고독감을 느낀다.

고독에는 고독감과 고독력이 있다. 고독감은 외로운 감정인데, 깊어지면 부정적인 에너지가 된다. 반면에 고독력은 자기 자신과의 깊은 대화와 연결되어 창작 에너지로 전환되는 힘이다. 고독력은 외로움이 아닌 자신과 깊은 연결을 찾는 과정이다. 필라테스는 고독이 외로움으로 연결되어 고독감으로 빠지기 전에 자기 자신과의 깊은 연결을 찾아 고독력으로 전환하는 각성제다. 필라테스에 온전히 몰입하게 되면 고독감보다 고독력을 경험하게 된다. 이는 자기 자신과의 깊은 대화와 연결을 통해 내면의 세계를 탐구하고, 몸과 마음을 하나로 조화롭게 유지하는 과정이다.

필라테스에서 집중력은 매우 중요하다. 몸과 마음을 하나로 조화롭게 유지하기 위해서는 집중이 필수적인 요소로 작용한다. 외로우면 집중이 되지 않고 누군가와 연결하려고 바빠진다. 인간은 사회적 동물로 다른 사람들과의 관계를 통해 소속감을 느끼고, 안정감과 만족감을 얻는다. 외로운 상태에서는 소속감을 느끼지 못하고, 집중력도 떨어질 수밖에 없다.

외로움을 극복하고 집중력을 향상하기 위해서는 고독력으로 내면의 세계를 탐구하는 노력이 필요하다. 필라테스를 통해 자기 자신과의 연결을 찾고, 고독력을 통해 내적인 안정감을 충전시키는 과정이 집중력을 향상하는 한 가지 방법이다. 집중력과 고독력은 이런 점에서 분리해 생각할 수 없는 불가분의 관계를 갖고 있다. 집중하기 위해서는 외로운 감정이나 고독감을 고독력으로 전환하는 노력이 필요한데, 필라테스가 대안이 될 수 있다.

고독력은 창작과 성장의 원동력이 되고, 집중력 강화에 중요한 역할을 한다. 고독한 시간을 보내면서 자기 자신과 소통하고, 깊은 생각을 할 수 있다. 이는 창작이나 성장 과정에서 필요한 영감과 통찰력을 얻는 데 도움이 된다. 창작은 고독한 시간에 자신과 싸우는 집중과 몰입의 시간에 일어난다. 모든 세상의 위대한 창작은 집중과 고독력의 합작품이다. 고독하지 않으면 아무것도 창작되지 않는다. 예를 들면, 책을 쓰는 과정도 절대 고독의 시간에 집중하는 여정이다. 고독력은 창작으로 연결되는 원동력이고, 고독감은 외로움으로 연결되는 상실감이다. 고독감을 느끼니까 외부와 연결하는 것이다. 고독력이 있는 사람은 혼자 보내는 시간에 집중하여 위대한 창작을 만들어낸다.

많은 사람과 빈번하게 소통하며 뭔가를 창작할 수는 없다. 대화를 통해 배울 수 있지만 배운 교훈을 자기 창작에 연결하기 위해서는 절대 고독이 필요하다. 이때 절대 고독은 고독감이 아니라 고독력이다. 고독감은 고독한 감정 상태일 뿐 창작으로 연결되지 않지만, 고독력은 고독하게 버티면서 뭔가를 창작해내는 원동력이다. 집중을 잘하려면 고독감보다 고독력을 만나야 한다. 예를 들어, 회사에서 프로젝트를 진행하게 되면 다른 사람들과 같이 기획하고, 의견을 나누더라도 결국 혼자 일하는 과정이 있어야 결과물을 만들어낼 수 있다. 마지막 결과물은 사람들과 연결된 상태에서 시끄럽게 대화를 나누는 와중에 나오지 않는다. 집중은 외로운 고독감이 의로운 고독력으로 바뀌는 출발점이다. 필라테스는 고독감을 느끼는 외로운 인간에게 주는 특별한 선물이다. 고독력은 독毒이 되지 않지만, 고독감은 독이 될 수 있다. 고독력으로 독하게 마음먹고 집중해야 기대하는 결과물을 창조할 수 있다.

외로운 고독감을 느끼는 사람들에게 권하고 싶은 한 가지 해결 대안이 바로 필라테스다. 필라테스는 몸과 마음을 마주하게 하고, 움직임에 집중하는 동안 내면의 소란이 차츰 가라앉는다. 이런 과정은 고독감을 단순히 견디는 시간이 아니라, 새로운 아이디어와 창작의 에너지가 움트는 기회로 바꾼다.

고독감을 고독력으로 전환할 수 있는 사람만이 누구도 흉내 낼 수 없는 전대미문의 결과물을 만들어낼 수 있다. 마인드 컨트롤만으로는 고독감을 창조적인 힘으로 바꾸기 어렵다. 고독감과 고독력 사이를 자연스럽게 이어주는 다리가 바로 필라테스다. 몸의 움직임에 깊이 몰입할수록 내면이 단단해지고, 외로운 감정은 점차 창작의 원동력으로 변해간다. 외로운 고독감을 창작의 에너지가 자라나는 고독력으로 바꿀 수 있는 사람이야말로 성공하는 사람이다.

세상의 좋은 이야기나 남의 성공한 경험담에 물들지 말고 나만의 성공 이야기를 만들어내기 위해서는 고독력이 절대적으로 필요하다. 고독한 침묵과 함께 자신의 삶을 성찰하고 돌이켜 생각해보는 가운데 자신의 현재 위치를 파악하고 보다 나은 내일을 구상할 수 있다. 현재를 점검하고 미래를 구상하는 가장 근간이 되는 힘은 고독력이고, 고독력과 함께 집중이 짝을 이룰 때 자기만의 견해나 주장을 펼칠 수 있다. 밖의 좋은 이야기에 연결되어 외로움을 느끼거나 고독감에 빠질수록 자신이 중심이 되는 이야기를 만드는 과정에 집중하거나 몰입할 수 없다. 밖으로 향하는 시선을 안으로 돌려 고독력으로 무장할 때 자기만의 고유한 창작이 시작된다. 이런 과정을 도와주고 새로운 출발을 다짐하게 만드는 핵심적인 매개체가 필라테스라면 우리가 필라테스의 세계에 빠지지 않을 이유가 없다.

> **실천을 도와주는 윤정 생각**
>
> - 하루 중 고독한 시간을 의도적으로 정해서 고독감을 고독력으로 전환하는 연습을 반복해서 해 본다.
> - 밖으로 향하는 시선을 안으로 향하게 하여 내면과 소통하는 시간을 주기적으로 갖는다. 다른 사람과 대화하는 것도 중요하지만 하루에 한 번은 자신과 대화하는 시간을 정기적으로 갖는다.
> - 집중과 몰입을 방해하는 요소를 지워버리거나 해제하고 고독한 시간을 통해 내가 살아가는 이유와 목적을 하루 중에 한 번은 꼭 생각해보는 시간을 갖는다.

내면의 만족과 평온,
필라테스가 알려준다

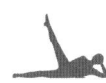

바깥이 아닌 안에서 충만을 찾다

　현대인은 결과를 달성하는 것에 집중한 나머지 결과로부터 오는 보상에만 의존한다. 결과 중심의 사고는 종종 실제로 원하는 것이 무엇인지를 잊게 만들고, 그 과정에서 우리 자신의 성장을 무시하게 만든다. 결과보다 결과를 만드는 과정에 집중하고 몰입할 때 성취감을 맛볼 수 있다. 현대인이 성취감을 맛볼 수 없는 가장 중요한 이유는 오로지 결과에만 집중하기 때문이다.

　필라테스가 성과 중심의 운동이었다면 이렇게 오랜 시간 많은 사람에게 사랑받지 못했을 것이다.
　나는 어릴 때 운동을 너무나 못했고, 타고난 운동 신경도 없었으며, 부상이 일상이었고, 아픈 날이 아프지 않은 날보다 많았다. 다른 아이들도 나처럼 매일 아파하며 사는 줄 알았다. 오래전에는 건강보험증에 병원 방문 기록이 남았었는데, 그 칸이 모자라서 재발급받는 일도 흔했다. 운동 신경이 없던 탓에 넘어지면 골절이었고, 무릎에 피와 딱지가 마를 날이 없었다. 상처가 나을 만하면 또 넘어지는 일이 다반사였다.

한번은 스케이트를 타다가 뒤로 넘어져 정신을 잃은 적이 있다. 마치 부분 기억상실처럼 그 순간만이 비어 있다. 그때의 충격은 몸보다 오히려 마음에 더 크게 남았다. 내가 나를 통제하지 못하는 짧은 시간, 의식의 끈이 끊어진 그 순간이 오래도록 내 안에 남아 있었다. 그리고 그 경험은 이후 내 몸을 더 섬세하게 느끼고 다루게 만든 하나의 전환점이 되었다.

그뿐만이 아니다. 스키장에서도 내 뒤에 있던 보더와 함께 넘어져 들것에 실려 내려오기도 했고, 오토바이 뒤에 탔다가 사고를 당해 아킬레스건이 파열되는 부상을 입었다. 발목은 셀 수도 없이 여러 번 다쳤고, 그로 인해 인대는 늘어지고 약해져 군대를 면제받을 만큼 손상되어 수술도 받았다. 발목 골절, 발가락 골절, 요추 횡돌기 골절, 그리고 파리에서의 사고로 치아가 부러지고 입술은 열네 바늘을 꿰매기도 했다. 크고 작은 수술을 반복하며 몸 곳곳에는 수술 자국이 남아 있다.

돌이켜보면 내가 내 몸을 제대로 의식하고 돌보기 시작한 건 그 많은 상처와 경험 덕분이었다. 아플 때마다, 다칠 때마다 내 몸이 얼마나 중요한지, 얼마나 섬세하게 다루어져야 하는지 배웠다. 필라테스를 만난 것도 그 연장선에 있다. 넘어지고 일어났던 모든 순간이 지금의 나를 만들었다.

이런 좋지 못한 신체조건이나 내 신체가 겪어낸 아픈 역사를 필라테스 덕분에 극복할 수 있었다. 필라테스가 결과만 중시하는 성과 중심의 운동이 아니었기 때문에 가능했다. 아파서 너무 많이 울었고, 더 이상 아프지 않으려고 시작했다.

필라테스를 하면서 가장 먼저 떠오른 감정은 미안함이었다. 오랫동안 무심하게 다뤘던 내 몸에게, 차마 말로 다 할 수 없는 미안함이 밀려왔다. 너무 늦게 알아채서, 너무 늦게 돌아봐서, 그동안 참 많이 다치고 고생했겠다고, 마음속으로 조용히 사과했다.

왜 그렇게 많은 사고가 나에게만 일어났던 걸까. 스스로도 답을 찾기 어려운 질문이었다. 자주 다치고, 크고 작은 사고가 반복되자 사람들은 농담처럼 "삼재 아니냐"고 묻곤 했다. 어떤 사고는 정말 어쩔 수 없는 순간이었지만, 돌이켜보면 충분히 예측하고 피할 수 있었던 상황도 분명 있었다.

그 시절 나에게 필라테스가 있었다면 어땠을까. 몸을 더 잘 알고, 집중에서 중심을 지키는 법을 알았다면, 그렇게 자주 부러지고 쓰러지는 일은 없었을지도 모른다. 이제 와서야 이런 생각이 드는 건, 필라테스를 하며 내가 얼마나 내 몸을 모르고 살아왔는지, 얼마나 방치해왔는지를 온몸으로 느끼기 때문이다. 조금만 더 일찍 만났더라면 더 많은 시간을 덜 아프게, 더 평온하게 보낼 수 있지 않았을까 하는 아쉬움이 남는다.

하지만 이제라도 늦지 않았다. 2000년, 하반신 마비 증상이 나타났고 당시에는 정확한 원인을 알 수 없다는 진단을 받았다. 이후 정밀 검사를 통해 요추 추간판 파열형 탈출증으로 확인되었고, 응급 수술을 받았다. 그 수술로 몸은 한때 최악의 상태에 이르렀지만, 돌이켜보면 그 경험이 내 삶의 방향을 완전히 바꿔놓은 터닝포인트가 되었다. 몸을 잃을 뻔한 그 순간이 오히려 나를 다시 일으켜 세운 시작이었다. 수술 전에 필라테스를 만났더라면 좋았겠지만 그때라도 필라테스를 만나지 않았다면 지금도 여전히, 아니 더 아픈 삶을 살고 있을 것이다.

필라테스는 올림픽처럼 누구와 겨루어야 하는 운동이 아니다. 다른 사람과 경쟁할 필요도 없고, 어제의 나와 싸워야 할 이유도 없다. 중요한 건 나를 몰아붙이는 것이 아니라, 나를 아끼고 보듬는 마음으로 오늘의 내 몸을 바라보는 일이다. 어제보다 조금 더 건강해지려는 노력 자체를 기특하게 여기고 응원하는 마음, 그게 바로 필라테스가 가진 가장 큰 매력이다.

예전 같았으면, 아프고 망가진 내 몸을 원망하고 미워하기 바빴을 것이다. 하지만 그런 마음으로는 결코 필라테스를 온전히 받아들일 수 없었을 것이다. 필라테스를 하면서 깨달았다. 내 몸을 사랑하지 않으면 회복도, 변화도 일어나지 않는다는 것. 그 사실이 내게는 너무도 컸다.

그래서 필라테스를 배우러 오는 회원들이나, 강사의 길에 도전하려는 이들을 만나면 나는 늘 내 이야기를 꺼낸다. 경쟁보다 더 중요한 건 스스로를 향한 인정과 응원이라는 걸, 나의 경험을 통해 조심스럽게 전해준다. 몸을 사랑하는 연습은 결국, 삶을 더 깊이 이해하는 연습이기도 하니까. 최악의 신체 조건에 체력을 가졌던 내가 해왔던 운동이니 누구나 다 할 수 있다고 자신 있게 설득한다. 아프지 않으려고 노력하는 나에게 어떤 칭찬을 해야 하는지 배워야 한다. 그게 몸을 오래 사용하는 가장 명확한 사용 설명서이다.

필라테스는 성과에 대한 집착에서 벗어나 내적 성장과 발전을 중요시하는 삶의 지혜를 가르쳐 준다. 필라테스를 통해 몸과 마음을 조화롭게 유지하고 내면 깊은 곳에서 자신과의 대화를 통해 성장하는 방법을 배우게 된다. 필라테스의 지혜는 성과에 대한 집착을 떨쳐내고, 성장과 발전을 통해 진정한 성취감을 느낄 수 있는 삶을 살아가야 함을 깨닫게 한다. 즉, 자기만의 신념을 갖고 삶을 이끌어갈 수 있게 된다.

성과를 달성하더라도 현대인들이 성취감을 느끼지 못하는 이유는, 끊임없는 욕구와 비교 경쟁에 의한 사회적 압박이 크게 작용하고 있기 때문이다. 현대 사회에서는 성과에 대한 기대가 과도하게 강조되어 결국 성과에만 집중하게 되고 진정한 성취감을 맛볼 수 없게 된다. 성과 중독에 걸리면 자기 성장을 담보하지 못하고 오로지 결과에 목을 매게 되고, 이는 현대인들의 치명적인 약점이 된다. 성과 중독증은 다른 말로 오름 중독증이다. 무엇이든 빨리 달성하고 빨리 승진하고 빨리 목적지에 도달하려고 한다. 이런 사람들에게 필라테스는 자기 치유뿐만 아니라 공동체적 삶을 되돌아보게 만드는 관계론적 처방전이다.

성과에 매몰된 나머지 다른 사람의 성취감을 존중하거나 배려하지 않는 사람은 기본이 안 된 사람이다. 기본을 지키지 않으면 기분이 나빠진다. 기본을 지키는 것은 단순히 자신의 이익을 위해 행동하는 것이 아니라 다른 이들을 배려하고 존중하는 것을 의미한다. 성과보다 성취감을 맛보는 사람들은 그 경험적 순간을 나만의 언어로 번역해서 내 몸이 느낀 감각적 깨달음을 포착하려고 한다. 세상을 이끌어가는 사람은 성과를 중시하는 사람보다 성취감을 맛보는 사람이다. 성취감을 맛보는 사람들은 집념으로 자기만의 신념을 만들어간다.

건강을 위해 운동을 하는 것은 기본을 지키는 것에 해당한다. 기본을 지키는 것의 기본 중 기본은 '잘 먹고, 잘 자고, 잘 비우는 것'인데, 이것을 위해 해야 하는 기본은 운동이다. 필라테스는 운동이라는 단순한 활동을 넘어서, 성과를 넘어 성장으로 이끄는 지름길이 될 수 있다. 자신과의 진실한 대화, 그리고 내면의 깊은 연결을 찾아야 한다. 필라테스는 우리가 성과에만 집중하지 않고 내면의 만족과 평온을 찾는 과정을 안내한다. 우리는 끊임없는 욕구 충족과 비교, 경쟁에 의한 사회적 압박에서 벗어나야 한다. 필라테스는 성과에 대한 너무나도 강조된 기대와 비판을 넘어, 내면의 균형과 안정을 찾는 것이 중요하다는 것을 깨닫게 한다. 성과에만 집중하는 것이 아니라 내면의 진정한 만족과 평온을 찾는 것이 중요하다는 것을 깨닫게 된다.

필라테스는 경쟁 구조의 운동이 아니다. 다른 사람이 얼마나 동작을 잘하는지 의식할 필요가 없다. 오롯이 내가 움직이려는 동작의 흐름에 정신을 집중하고 몰입하면 된다. 필라테스를 만나기 전의 몸과 필라테스를 만난 이후의 몸은 완전히 다른 삶을 끌어낼 것이다. 또한, 필라테스는 자기 성장을 담보하고 오로지 결과에만 집중하지 않는다. 필라테스를 하면서 매일의 연습이 어제의 나보다 나은 나를 만들어가는 과정이라는 것을 알게 된다. 이는 우리에게 자기 성장과 발전의 중요성을 깨닫게 해준다. 필라테스는 내면의 성장과 발전을 경험하게 만든다. 이렇게 삶에 스며드는 필라테스를 통해 내면의 만족과 평온을 찾는 것이 중요하다는 것을 깨닫게 되며, 자기 성장과 발전의 길을 걸어가게 된다.

필라테스는 신체 구조와 기능을 개선하는 데 도움이 된다. 몸의 자세와 균형을 개선함으로써 신체 구조를 최적화하고, 움직임을 효율적으로 만들어 준다. 필라테스를 통해 내면의 연결을 찾고 몸과 마음을 조화롭게 유지하는 과정을 통해 집중하는 것이 아니라 내면의 성장과 발전을 경험할 수 있게 된다.

> **실천을 도와주는 윤정 생각**
>
> - 나도 성과 중독증에 걸려 있지 않은지 하루 일과를 추진하는 과정에 잠시 시간을 할애해서 스스로 자문해보는 연습을 해 본다. 나는 무엇을 위해서 어떤 노력을 어떻게 기울이고 있는가?
> - 나는 목적지만 염두에 두고 KTX를 타고 달려가는 것처럼 수많은 간이역을 지나치는 목표 달성 중독증에 걸려 있지 않은지, 목표를 달성하는 과정에서 배우는 소중한 교훈을 반추해보고 성찰해보자.
> - 지난 몇 개월 동안 내가 달성한 목표나 성과를 목록화시켜보고, 그 과정에서 내가 배운 소중한 삶의 교훈이나 깨달음은 무엇인지 주기적으로 생각해보는 습관을 들이자.

Go-Do-Make,
생각을 멈추고 움직여라

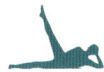

행동이야말로 가장 순수한 집중이다

집중은 잡념이 없는 상태를 말하기도 한다. 잡념이 많은 몸일수록 움직임이 없다. 잡념이 없는 상태라야 신경회로를 통해 움직이라는 신호를 받고 그 순간 신체는 신호에 반응해서 움직이기 시작한다. 잡념이 없는 몸은 끊임없이 움직이는 몸이고 생각하는 몸이다. 필라테스를 하면 몸에 집중하고, 생각하는 몸으로 자연스럽게 전환된다. 잡념이 있는 상태에서 몸을 움직이면 몸을 다칠 수도 있다. 신체의 특정 부위가 예기치 못한 방향으로 흐르는 순간은 거의 잡념으로 정신이 혼미한 상태이거나 다른 생각을 이중적으로 겹쳐 하면서 몸의 중심을 잃어버리는 경우다. 잡념이 집념으로 바뀌어 집중이 시작되는 순간에 필라테스의 원리가 작동되기 시작한다.

잡념과 마찬가지로 집착도 집중을 방해한다. 집착은 근거 없이 한 대상이나 사람에게 빠지는 부정적인 감정 상태다. 집착이 시작되면 다른 가능성을 볼 수 없고, 오로지 자신이 빠져 있는 대상만 외골수로 바라보기 시작한다. 집중이 원하는 목적을 달성하기 위해 에너지를 한 곳에 모으는 것이라면 집착은 자신이 좋아하는 감정 상태를 유지하기 위해 의도적으로 한 곳에 매몰되어 있는 경우다. 집중은 집념을 불러와서 흔들리지 않는 신념을 낳지만 집착은 다른 것에 쉽게 체념하게 만들고 오로지 자기 이익에 도움이 되는 일이나 사람만 바라보며 편견만 대량 양산할 뿐이다. 필라테스는 집착 증세를 보이는 불안한 감정 상태를 정화해 집중하게 만드는 놀라운 신체 경험을 가져다준다. 몸과 마음이 혼연일체가 되어 한 곳에 빠져 있는 편향적 시각에서 벗어나 균형 잡힌 관점으로 자신을 관찰하고 관조하게 만들어주는 원동력이 필라테스에서 비롯된다.

현재의 몸에는 과거의 삶이 담겨 있고 미래를 준비하는 가능성도 품고 있다. 과거의 몸은 내가 살아온 생활의 결과이므로 우선 있는 그대로 몸을 받아들이고 인정해야 한다. 내가 어떤 몸을 가지고 태어났는지, 어떤 유전자를 타고났는지, 성장기는 어떻게 보냈는지, 어떤 사고나 부상을 당했는지, 어떤 질병이 있는지 체크하면서 내 몸이 겪어온 삶의 역사를 있는 그대로 받아들여야 한다. 그리고 현재 몸을 미래에 어떤 몸으로 바꿀지 계획하고 실천해야 한다. 잡념에 휩싸여서 생각만 반복할수록 장고 끝에 악수를 두는 것처럼 좋은 대안이 떠오르지 않는다. 한 가지 대안은 생각을 멈추고 나에게 영향을 주는 전문가나 멘토를 직접 찾아가 온몸으로 배우고 익혀보는 것이다. 그게 바로 'Go-Do-Make 3단계 전략'이다.

1단계: GO!

전문가를 찾아간다.

무언가를 시작하려면, 먼저 그 길을 걷고 있는 사람들을 찾아가야 한다. 내가 바라는 이상적인 삶, 그리고 되고 싶은 나의 모습을 떠올려본다면, 그 꿈을 현실로 살아내고 있는 사람들이 있는 공간으로 가야 한다. 그곳에는 이미 그 길을 걷고 있는 이들의 시간과 경험, 그리고 에너지가 고스란히 담겨 있다.

공부하고 싶다면 학교로 가고, 책을 읽고 싶다면 도서관이나 서점으로 간다. 학교에는 지식과 성장이 흐르는 고유의 공기가 있고, 도서관과 서점에는 책을 읽는 사람들의 깊고 고요한 집중이 스며든다. 책 한 줄 읽지 않아도, 그곳에 머무르기만 해도 느껴지는 기운이 있다. 그것이 바로 공간의 힘이다.

단지 이상적인 미래를 머릿속으로만 상상하며 시간을 보내기보다는, 꿈꾸는 삶을 살아가는 사람들과 같은 장소에 몸을 두는 것이 중요하다. 그들과 함께 숨 쉬고, 행동하고, 실천하는 것만으로도 나의 미래는 달라진다.

전문가는 혼자 만들어지지 않는다. 그 사람이 누구와 어떤 공간에서, 어떤 시간을 함께 보냈는지에 따라 그 깊이가 결정된다. 그러니 내가 되고 싶은 전문가가 있는 곳, 전문성이 공유되고 창조되는 현장을 찾아가야 한다. 그리고 가능하다면 그 공간에 자주 머무르자. 그곳에서 흘러나오는 무언의 울림들이 나를 조금씩 바꾸고, 내가 되고자 하는 모습으로 이끌어줄 것이다.

2단계: DO!

'DO'는 전문가처럼 사고하고 행동하는 과정을 뜻한다. 머릿속으로만 생각해서는 결코 전문가의 경지에 이를 수 없다. 반드시 몸을 움직여야 한다. 배운 것을 반복해서 익히고, 내 몸에 자연스럽게 스며들 때까지 수없이 부딪히고 연습해야 한다.

생각으로만 알고 있는 지식은 머리에만 머물 뿐이다. 몸이 기억하도록 훈련하고, 실천을 습관으로 만든 사람만이 진짜 전문가가 된다. 꾸준함은 지루하지만, 그 지루함을 견디고 버티는 사람만이 경지에 다다를 수 있다. 내가 닮고 싶은 사람처럼 꾸준히 행동하고 습관화해야 한다. 지루한 실천만이 경지에 이르게 만드는 지름길이다.

전문가를 찾아가 배우는 것도 중요하지만, 배운 것을 내 안에 깊이 새기기 위해선 반드시 몸으로 부딪혀보고 경험하는 과정이 필요하다. 직접 해 봐야 나에게 맞는 방법이 무엇인지, 또 어떤 방식이 나와 맞지 않는지도 알 수 있다. 행동하지 않으면 알 수 없다.

DO는 완벽하게 준비된 상태에서 시작하는 것이 아니다. 오히려 실행하면서, 시행착오를 통해 판단 착오를 줄여나가는 과정이다. 머뭇거리다가는 아무 일도 일어나지 않는다. 직접 움직여봐야 방법도 보이고, 길도 열리기 시작한다. 이 단계는 완벽함을 기다리는 것이 아니라, 불완전함을 통과해 나만의 길을 만들어가는 과정이다.

3단계: MAKE!

'MAKE'는 실천하는 수준을 넘어서서 나만의 독창적인 방법으로 연습을 반복하는 단계다. 내 안에 쌓인 경험과 철학을 바탕으로 나만의 방식으로 움직임을 창조하는 단계다. 더 이상 누군가를 모방하지 않고, 내가 걸어온 시간과 내 몸의 리듬을 담아 자신만의 스타일을 만들어가는 여정이다.

전문가를 따라 하는 것만으로는 결코 그들을 넘어설 수 없다. 진짜 전문가란, 기본을 기반으로 자신만의 독창적인 세계를 펼치는 사람이다. 똑같은 동작도 누구의 철학과 신념이 담겼느냐에 따라 전혀 다른 에너지로 전달된다. 어떤 이는 그 동작 안에 조용한 긴장감을 담고, 또 어떤 이는 강렬한 생동감을 담는다. 그렇게 움직임 속에 자신만의 아우라가 스며든다.

과거의 몸, 그리고 지금의 몸을 질책, 타박, 원망할 필요는 없다. 과거의 실수로 오늘을 탓할 이유도 없다. 과거 없는 오늘은 없지만, 오늘 없는 미래 또한 없다. 내가 바라는 미래를 현실로 만들기 위해서는, 지금 이 순간 내 몸을 정성껏 만들어야 한다. 꿈꾸는 목적지에 닿기 위해, 몸은 그 목적에 맞게 단련되어야 한다.

기본기를 충분히 익힌 뒤에는, 그 위에 나만의 색깔과 결을 입혀야 한다. 반복 속에서 점차 익어가는 동작, 그 속에 내 생각과 감정, 철학이 녹아들기 시작할 때, 움직임은 단순한 운동을 넘어 하나의 언어가 된다. 미세한 움직임 하나하나가 내면의 울림과 연결되고, 그것들이 모여 하나의 리듬을 이루며 나만의 이야기를 만들어낸다. 그 사람 특유의 컬러와 스타일이 묻어나는 동작에는 아우라가 스며들어 있고, 조용하지만 역동적인 움직임과 허공을 가르는 미세한 연속 동작이 하나의 리듬으로 연결되어 있다.

실천을 도와주는 윤정 생각

- 잡념이 자주 떠오르는 순간을 포착하고, 언제 어떤 상황에서 이런 일이 자주 발생하는지를 기록하고 그 순간을 반성해본다.
- 집중력이 흐트러지는 순간은 언제인지, 나의 집중을 방해하는 요소나 조건 또는 환경은 어떤 경우인지를 반성해보고 이를 극복하는 일상적인 대안도 마련해본다.
- 집착으로 심각한 잡념에 시달린 적이 있는지, 있다면 그 당시 어떤 사건이나 현상 때문에 일어난 일인지 육하원칙에 근거해서 생각해본다. 그리고 여기서 배운 교훈을 통해 동일한 일이 발생하지 않기 위해서 어떤 노력을 기울여야 할지를 생각해본다.

PART 2

중심화 *Centering*

중심이 잡혀야 삶이 흔들리지 않는다

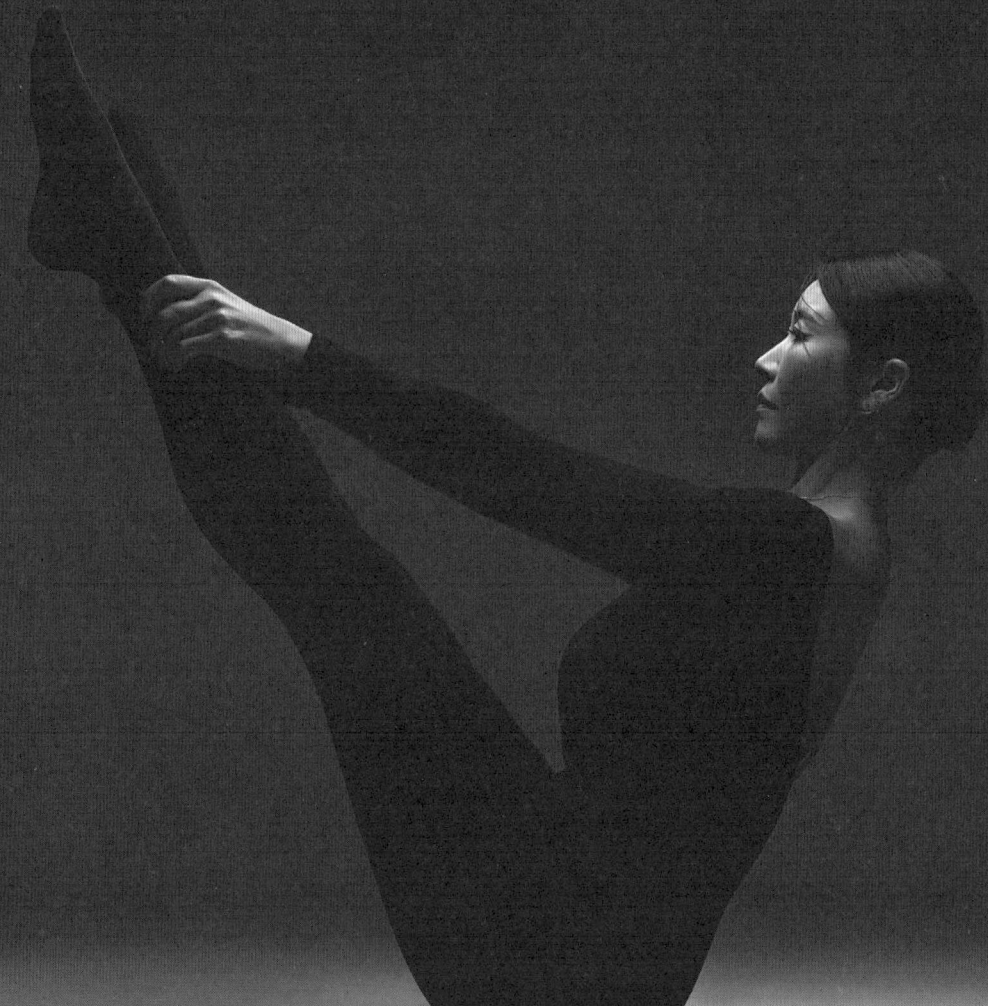

중심이 흔들리면 모든 게 흔들린다. 중심을 잡으려면 몸의 코어근육이 강력해야 하는 것처럼 삶의 중심을 잡으려면 흔들리지 않는 나만의 신념과 철학, 가치관과 인생관이 담긴 핵심 가치가 있어야 한다.

중심화 원리는 몸의 중심부에서 움직임이 시작되어야 한다는 것을 강조하며, 안정성을 유지해 효율적인 운동이 가능하게 한다. 중심(中心, 가운데 중, 마음 심)이란 몸과 마음의 균형을 의미하며, 이를 통해 안정적인 기반을 제공한다. 중심부 근육의 상하, 좌우, 앞뒤 모든 힘을 중심으로부터 강화하고 유지함으로써 움직임의 효율성을 높이고, 몸의 조절 능력을 향상하며, 움직임의 정확성과 유연성을 증가시키는 동시에 관절 부담을 줄인다. 이를 통해 부상을 예방할 수 있다.

불필요한 움직임을 줄이고 최소한의 힘으로 최대의 효과를 얻기 위해, 필라테스에서는 중심화가 움직임과 자세를 잡는 기본 원리로 적용된다. 안정적인 신체의 기반 제공, 근육의 균형 개선, 몸의 조절 능력 향상, 에너지 흐름 최적화 등을 통해 전반적인 운동 효과를 높인다. 중심을 잡지 못하면 초심도 흔들리고 정성을 다해 성심성의껏 노력을 기울일 수도 없다. 아무리 열심히 노력한다고 해도 중심이 흐트러지면 노력의 대가는 물론 노력하는 과정 자체가 흔들린다. 필라테스가 몸의 중심을 잡는 운동을 넘어서 삶의 중심을 잡는 기반으로 자리 잡아야 되는 이유다.

중심화는 신체의 가로와 세로의 중심축으로부터 중심(코어, 파워하우스)인 복부, 허리, 골반, 대퇴골, 골반저근, 허벅지 안쪽 등 중심축 주변 근육들을 강화하면서 일상생활에서 움직임의 효율성을 높이는 데 도움이 된다. 골반은 하체의 움직임을 지원하는 인체의 중심축으로, 골반의 안정성은 하체의 움직임과 상체와의 균형을 유지하는 중요한 역할을 한다. 또한 척추는 몸의 모든 기능과 움직임을 조절하는 중추신경계와 연결되어 인체의 기둥 역할을 한다. 중심축으로부터 주변 근육을 강화하는 것이 중요하며, 이렇게 골반과 척추를 둘러싸고 있는 근육들이 강화되면 팔과 다리를 효율적으로 움직일 수 있다. 중심에서 주변 근육들의 움직임이 자유로워지면, 척추와 각 관절의 스트레스와 부담이 줄어들고 중력으로부터 더 자유로워진다. 이는 신체 활동으로부터 부상을 예방하고 통증을 완화하는 데 도움이 된다. 따라서 복부와 허리 주변 근력 강화는 움직임에 매우 효과적이다.

중력中力은 우리가 의식하지 못하는 순간에도 끊임없이 우리 몸에 작용하는 힘이다. 이 힘은 자세와 움직임에 깊은 영향을 주며, 시간이 지날수록 근육과 관절에 점진적인 부담을 준다. 특히 바르지 못한 자세로 오랜 시간 중력을 견디면, 몸은 서서히 무너지고 긴장 속에서 균형을 잃게 된다.

하지만 필라테스의 중심화 원리는 이 중력의 영향을 정면으로 마주하는 방식이다. 몸의 중심에서부터 움직임을 시작하면, 척추와 골반이 안정적으로 정렬되고 이는 곧 전신의 구조적 부담을 눈에 띄게 줄여준다. 중심이 잡히면, 그 안에서 강하고 안정된 에너지가 사방으로 고르게 퍼져 나간다.

마치 뿌리가 단단한 나무가 사방으로 가지를 뻗으며 줄기차게 성장하듯, 우리의 몸도 중심이 흔들리지 않을 때, 작은 움직임들조차도 조화와 균형을 이루며 자연스럽게 이어진다. 중심에서 시작된 에너지는 몸의 말단까지 이어지며 전체를 하나의 유기적인 흐름으로 연결한다.

결국 중심은 단순한 신체의 위치 개념이 아니라, 움직임의 시작점이자 내면의 힘을 모으는 축이다. 필라테스는 그 중심을 인식하고 활용함으로써, 우리 몸이 중력과 조화롭게 공존하는 법을 가르쳐준다.

최근 인체공학적 접근에서는 몸의 중심축을 기준으로 움직임을 조절하며, 근육과 관절에 가해지는 불필요한 부담을 줄이려는 시도가 활발히 이루어지고 있다. 여기에 더해 마인드풀니스 개념까지 통합하면서, 몸의 움직임과 마음의 집중력을 연결하는 새로운 방식이 주목받고 있다. 최신 피트니스 트렌드 중 하나인 기능성 트레이닝 functional training 역시 같은 맥락이다. 이는 일상생활에서의 동작과 자세를 효율적으로 개선하는 데 초점을 맞춘다. 몸을 움직일 때 중심으로부터 힘의 방향을 인식하고 조절하는 능력은 곧 일상에서의 체화된 움직임으로 이어진다.

그렇기에 필라테스는 몸의 중심에서 세상의 중심을 잡아내는 핵심 훈련이라 할 수 있다. 몸이 안정적으로 중심을 지키기 시작하면, 마음 또한 함께 안정된다. 몸이 무너지면 마음이 머물 집도 무너진다. 하지만 중심이 버티고 있을 때, 마음은 다시 그 안에 기댈 수 있다.

필라테스는 몸의 중심에서 세상의 중심을 되찾고 회복하는 여정이다. 몸을 곧게 세우는 일은 단순히 자세를 바로잡는 것이 아니라, 삶의 방향을 다시 정돈하는 일이기도 하다. 몸이 흔들릴수록 마음도 흔들리기 마련이다. 그러니 몸의 중심부터 다시 다스려야 한다. 거기서부터 변화는 시작된다.

최근 웰니스 트렌드는 몸과 마음의 전반적인 건강을 추구하는 홀리스틱 접근을 중요시한다. 이러한 관점에서 필라테스는 몸의 균형과 안정성을 높이는 것에 중점을 두어 전체적인 건강 상태에 긍정적인 영향을 미치는 운동이라 볼 수 있다. 따라서 중심화의 원리는 인체공학적 접근, 마인드풀니스, 기능적 훈련, 그리고 홀리스틱 등 건강을 추구하는 현대사회의 요구에도 부합하는 운동 철학이자 삶의 중심 원리임을 알 수 있다. 몸은 마음대로 움직이지 않고 제멋대로 움직인다고 한다. 제멋대로 움직이는 몸에 마음이 명령을 내려도 말을 듣지 않는다. 몸이 마음의 명령을 받아들일 때는 오로지 몸이 중심을 잡고 내 삶의 방향을 찾아갈 때이다. 몸의 중심을 잡는 필라테스가 신체 근육만 단련하는 육체적인 운동이 아니라 삶의 중심까지도 잡아주는 실존 차원의 근원적인 운동이 되는 이유이다.

"Every moment of our life can be the beginning

of great things

우리 삶의 모든 순간은 위대한 것들의 시작이 될 수 있다."

- Joseph Pilates

실천을 도와주는 윤정 생각

- 필라테스로 몸의 중심을 잡는 모든 순간은 내 몸에 축적되는 행복 에너지의 원천이 될 수 있다. 움직임으로 자극받으며 중심을 잡고 만들어지는 근육은 험난한 세상을 헤쳐 나가는 동력으로 작용할 것이며, 나를 중심으로 세상을 바라볼 수 있게 돕기도 한다. 여러분이 필라테스로 운동하는 모든 순간의 축적이 삶의 기적을 만드는 소중한 출발이 되기를 기원한다.

중심을 잡는 코어,
중력을 이기는 몸

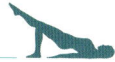

안정된 중심이 경쾌한 움직임을 만든다

중력은 단지 우리가 땅 위에 발을 딛고 서 있게 하는 물리적 힘만이 아니다. 중력은 삶의 리듬을 조절하고, 우리가 어떻게 서고 걷고 움직이는지를 끊임없이 조율하는 보이지 않는 '선생'과 같다. 이 힘이 없다면 우리는 균형도, 방향도, 무게도 인식할 수 없을 것이다. 아이러니하게도 우리를 아래로 끌어당기는 이 힘이 존재하기 때문에 우리는 위로 일어설 수 있다. 이처럼 중력은 우리를 가만히 두지 않는다. 항상 당기고 시험하며, 무의식 중에도 우리의 자세와 움직임을 끊임없이 변화시킨다. 필라테스는 이러한 중력에 대해 '대항'과 함께 '조율'하는 운동이다. 필라테스의 움직임은 중력의 흐름을 인식하고 나의 중심에서부터 조화롭게 대응하는 방식을 훈련한다.

즉, 중력에 지지 않는 법 그리고 중력과 함께 춤추는 법을 배우는 것이다. 움직임의 출발점을 중심에 두고, 중력과의 긴장 관계 속에서 어떻게 조화롭게 버티고 흐를 것인가를 고민하는 훈련이 바로 필라테스다. 이렇게 필라테스를 통해 중력과 '함께' 움직이는 법을 배우면, 우리는 더 이상 아래로 끌려가는 존재가 아니라, 스스로를 단단히 지탱하며 살아가는 존재로 거듭날 수 있다.

뮤지컬 위키드 넘버 중 'Defying Gravity'라는 노래가 있다. 직역하면 "중력에 대항한다."라는 뜻으로 주인공이 자기 뜻에 따라 살아가겠다고 선언하는 노래다. 어쩌면 우리 모두가 이 노래처럼 중력을 극복하겠다는 꿈을 품고 있는 것은 아닌가 생각해본다.

눈으로 보이지 않는 중력은 끊임없이 우리를 아래로 잡아당긴다. 중력은 몸의 다양한 변화를 가져오는데 몸을 빠르게 노화시키고, 그 결과로 근육이 약해지고, 피부에는 주름이 생기며, 자세가 구부정해지기 시작한다. 이러한 현상은 중력에 대항하는 우리 신체의 힘, 즉 코어 근육이 약해지기 때문이다.

생각해보면 난 별명이 참 많았는데 '걸어 다니는 종합병원'이 제일 기억에 남는다. 아프지 않은 날보다 아픈 날이 더 많아서 붙은 별명이다. 살성이 워낙 말랑말랑해서 연두부, 순두부라는 별명도 있었고, 어릴 때부터 근육도 거의 없었다. 한마디로 나는 건강하지 않은 편이었다. 부상도 많았고, 수술도 많이 받았다. 허리디스크, 측만, 발목 골절, 발가락 골절, 아킬레스건 파열과 관련해 수술을 받았고 산부인과 관련 수술도 여러 번 했다. 성장기엔 갑자기 커버린 키가 싫어서 늘 구부정한 자세로 앉아 있었고, 큰 가슴이 싫어서 붕대로 칭칭 싸매고 다녔다. 고등학교 1학년 때부터 29살까지 거의 매일 그렇게 했으니 혈액순환이 될 리가 없었다.

나중에 어른이 되어 맞닥뜨려야 했던 정형외과 쪽 문제들은 내가 보낸 생활의 결과였다. 왜 그렇게 많이 넘어지고 다녔는지, 왜 매일 감기를 달고 살았는지 그때는 생각해도 이유를 알 수 없었다. 그냥 그렇게 약한 체질로 타고난 줄 알았는데, 그 원인은 중력에 저항할 신체적인 힘이 약했기 때문이라는 걸 필라테스 전문가가 되고 나서야 알게 되었다.

특히, 이제는 중력重力과 세월歲月에 저항抵抗하고 대항對抗하는 힘이 필요함을 알게 되었다. 중력은 나이가 들수록 약해진 근육과 인대의 탄력을 더욱 부각시켜 자세가 구부정해지거나 신체 하부로 체중이 집중되는 경향이 생긴다. 나이가 들면 몸이 전반적으로 아래로 쳐지는 이유다. 이를 극복하는 방법은 중력과 반대 방향으로 힘을 발휘할 수 있도록 운동하는 것밖에 없다. 중력에 저항하는 만큼 내 몸의 근력은 발달한다. 힘든 만큼 힘이 들 때 극복할 수 있는 에너지 원천이 생기는 이치다. 물도 뜨거운 물에 저항한 만큼 따듯해지듯이, 몸도 힘든 상황에서 견딜 수 있는 코어 근육을 발달시켜야 힘든 일이 생겼을 때 무리 없이 극복할 수 있다.

몸을 곧게 세우기 위해서는 일단 몸에 힘이 있어야 한다. 전체의 힘도 중요하지만, 특히 복부의 힘이 가장 중요하다. 복부의 힘이 약하면 몸의 중심을 받쳐주는 지지대가 없기 때문이다. 마음먹기와 의지와는 달리 자세는 자꾸 구부러지고 움츠러든다. 살아가면서 중력의 영향을 벗어난다는 것은 불가능한 일이다. 하지만 중력에 저항하는 힘을 길러서 중심부터 탄탄하고 건강한 몸을 만드는 노력이 중력과 세월에 저항하고 대항하는 근본적인 동인動因이다.

모든 운동은 결국 움직임에서 시작된다.
개인적으로 골프를 좋아한다. '운동하는 직업인데 당연히 골프도 잘 치겠지.'라고 생각하는 분들이 대부분일 것이다. 하지만 나는 허리와 발목, 골반이 좋지 않았기 때문에 골프는 아예 도전조차 할 수 없었다. 다행히 코어 근육을 강화해 중심을 잡을 수 있는 근육이 생겼기 때문에 지금은 골프를 재미있게 칠 수 있게 되었다.

코어의 중요성은 운동선수에게만 해당이 되는 것이 아니다. 마트에서 쇼핑할 때, 버스를 기다릴 때, 서 있을 때면 언제 어디서든 코어 근육이 작용한다. 습관적으로 중심부에 힘을 주어 힘을 조절해 중심부에 힘이 생기게 되면 우리의 일상에도 힘이 생긴다. 보다 활기차고 활력 넘치는 하루를 완성하는 것 역시 코어 강화에서 비롯된다.

코어 근육을 키우면 가장 큰 근육에서 가장 큰 힘이 나오게 할 수 있다. 얇은 종이 한 장을 바르게 세우는 방법을 생각해보자. 중심을 잘 잡아서 반으로 접어주면 된다. 두 겹 세 겹으로 반복해서 접으면 여러 개의 별 모양이 만들어지는데, 그 가운데를 필라테스에서는 '파워하우스'라 말한다. 파워하우스는 무게중심이 있는 곳이기도 하고 힘이 뻗어 나가는 시작점이기도 하다. 힘이 뻗어 나가는 파워하우스가 안정적으로 버티는 역할을 해야만 팔과 다리도 안정적으로 움직일 수 있다.

중심이 잘 잡힌 몸을 만드는 운동이 나이가 들수록 더 필요한 이유다. 중력이 몸에 주는 영향을 최소화하기 위해서는 근육을 만들어서 힘을 키우는 일이 우선이다. 언제든 생길지 모르는 골절 사고를 예방하기 위해서도 뼈를 지지하는 근육을 단련해야 한다. 운동을 통해 중력을 키우고 응집력 있는 몸을 만들어야 하는 것이다.

응집력 있는 몸은 소위 '태'가 난다. 바깥으로부터 안쪽으로 몸의 라인을 모아주려면 중심화가 필요하다. 중력에 저항하면서 내 몸을 자유롭게 움직이며 중심을 잡아나가기 위해서는 꾸준한 근력운동이 필요하다.

> **실천을 도와주는 윤정 생각**
>
> - 모든 움직임은 중심으로부터 나온다. 필라테스는 센터 라인을 사용해서 어떻게 운동하는지 그리고 어떻게 움직임이 몸의 중심으로부터 시작해서 말단 부분을 향해 가는지를 배우는 것이다.
> - 중심으로부터 움직임이 시작되면 긴장감 없이 팔, 다리를 자유롭게 움직일 수 있다. 몸을 펴려고 노력하는 것이 중심을 잡는 출발점이다.
> - 중심화를 유지하려는 마음이 몸을 만드는 가장 중요한 요소 중 하나다. 모든 사물에는 질량의 중심이 향하는 지점이 있다. 사람에게는 주관이라 할 수 있다. 따라서 중심이 서야 주관도 흔들리지 않는다.

코어를 강화하면
당신도 히어로Hero가 될 수 있다

몸의 강인함은 안에서부터 자란다

　코어가 강화되면 몸의 중심이 안정되며, 자연스럽게 자세도 바르게 정렬된다. 중심이 잡힌다는 것은 외형적인 균형, 신체 내부에서 장기와 뼈, 근육의 조화를 이루며 구조적으로 안정된 상태를 유지하는 핵심 요소를 말한다. 특히 척추 건강은 바로 이 중심 정렬의 핵심이다. 척추를 감싸고 있는 복부에는 뼈가 없기 때문에, 근육의 힘으로 내부를 지지하는 것이 필수적이다. 코어 근육이 약하면 복부는 쉽게 앞으로 처지거나 틀어지고, 그 영향은 고스란히 척추로 전해진다. 시간이 지날수록 허리 통증, 자세 불균형, 피로 누적 등의 문제가 발생할 수 있다. 배가 나올수록, 복부와 척추 사이의 간격은 벌어지고, 양옆의 균형 또한 무너지게 된다. 이러한 체형의 변화는 외형의 변형, 내부 장기의 압박, 요통, 골반의 비대칭과 기울기 같은 복합적인 건강 문제로 이어질 수 있다.

이러한 상태를 일상 속에서 손쉽게 개선할 수 있는 간단한 코어 자극 방법이 있다. 예를 들어, "엉덩이 안쪽을 모으고 위로 끌어올리기" "좌골을 함께 리프트 업Sit bone together, lift up" "배꼽을 등 뒤로 위로 끌어올리기" "스쿱으로 배를 넣고 위로 끌어 올리기" "양쪽 허리를 잘록하게 모으고 길게 끌어올리기" "등 뒤 날개뼈가 가슴을 위로 밀어올리기" "턱을 가슴 쪽으로 당기기Chin to neck" "척추 마디마디를 위로 늘려 정렬하기" 이러한 움직임은 겉으로는 큰 동작으로 안 보이지만, 몸속 깊은 코어 근육을 자극하는 힘이 담겨 있다. 실제로 필라테스의 많은 동작은 이런 작은 움직임을 바탕으로 몸의 내부 근육을 깨우고 정렬을 유도한다.

이런 움직임을 좀 더 쉽고 재미있게 기억하기 위해, 이미지 큐잉Image Cueing을 활용할 수 있다. 바로 물티슈, 비엔나소시지, 전구 운동이다. 이 이미지들은 각각 골반, 허리, 정수리의 방향성을 상징하며, 복부를 단정하게 정렬하고 중심을 단단히 모으는 감각을 익히도록 돕는다. 이름은 귀엽지만, 그 속에는 체형 교정과 척추 안정화의 핵심 원리가 담겨 있다.

골반, 허리, 척추를 차례로 정렬하는 이 작은 움직임의 연습은, 몸의 중심을 다시 회복하게 하고, 장기적으로는 척추 건강을 지키는 시작점이 될 수 있다

물론 이러한 이미지 큐잉은 효과적일 수 있지만, 전제 조건이 있다.

이미지에 대한 충분한 경험이나 구체적인 정보가 없다면, 그 이미지를 동작으로 자연스럽게 연결하기는 어렵다. 그래서 초보자나 신체 감각이 익숙하지 않은 이들에게는 직관적인 설명이 우선되어야 한다.

예를 들어 '머메이드 스트레칭 mermaid stretching'이라는 동작을 가르칠 때, 단순히 "인어공주처럼 해 보세요"라고만 말한다면, 실제로 어떤 방향으로 몸을 늘려야 하는지, 어디를 기준으로 움직여야 하는지를 이해하기 어렵다. Seal물개 동작도 마찬가지다. 이미지 자체는 흥미롭지만, 직접적인 신체 움직임에 대한 안내가 없을 경우, 오히려 동작을 혼란스럽게 만들 수 있다. 이미지 큐잉은 신체 감각에 대한 이해가 어느 정도 자리 잡은 후, 보조 설명으로 덧붙였을 때 더 큰 효과를 발휘한다. 따라서 처음에는 명확하고 구체적인 언어로 동작을 안내하고, 그 이후에 이미지적 설명을 통해 동작의 감각이나 방향성을 보완하는 것이 바람직하다. 결국 중요한 것은, 움직임이 잘 전달되고 몸에 체화될 수 있도록 돕는 것이다. 이미지는 상상을 자극할 수 있지만, 실제 움직임의 길잡이는 명확하고 직관적인 언어라는 점을 잊지 말아야 한다.

코어의 힘을 기르는 데 효과적인 기본 자세 중 하나를 '히어로 자세 Hero Pose'라고 부른다. 이 자세를 취하면 몸의 균형이 안정적으로 잡히고, 자신감 있는 태도가 자연스럽게 드러나며, 심리적으로도 내면의 당당함이 자라난다. 말 그대로 몸과 마음을 히어로처럼 세우는 자세다.

흥미로운 점은, 이 자세가 기분의 변화와 신체 전반의 긴장도를 낮추고 호흡의 리듬을 안정시키는 데 도움을 준다는 점이다. 척추 주변 근육이 부드럽게 이완되면 혈류 순환이 개선되고, 몸 구석구석에 산소와 영양분이 더 원활하게 공급된다. 이런 변화는 전반적인 피로 회복과 에너지 회복 속도를 높이는 데 기여한다. 특히 히어로 자세처럼 척추에 과도한 압박을 주지 않는 상승 구조의 자세는 심리적 안정감을 높이고, 깊은 이완 상태로 이끄는 효과가 있다. 이 자세는 운동 전 워밍업으로도 매우 효과적이며, 필라테스의 기본 정렬과 정서적 집중력을 함께 키워준다. 중요한 것은 복잡하거나 난이도 높은 동작이 아니라, 기본을 꾸준히 반복하며 몸에 익히는 과정이다. 히어로 자세는 그런 의미에서 몸과 마음의 중심을 단단히 세우는 출발점이 된다. 운동은 반드시 땀을 뻘뻘 흘리며 힘들게 해야만 효과가 있는 것이 아니다. 작고 단단한 움직임, 반복된 자세 하나에도 몸은 충분히 반응하고 변화한다. 히어로 자세처럼 간결하지만 강력한 동작은 자신감을 회복하고 내면의 에너지를 일으키는 든든한 첫걸음이 된다.

마른 몸과 식스팩은 기본이라고 생각했던 시절이 있다. 다이어트와 몸매 관리를 독하게 했던 때가 있었고, 몸무게가 지금보다 15kg이나 적게 나갔었다. 나는 이때 내 몸을 혹사했다. 이때 깨달았다. 원하는 몸매를 만들기 위해 몸을 혹사하지 말고, 몸을 균형 있게 만드는 것이 건강을 위한 길이라는 것을. 건강한 몸을 유지해야 하는 필요성을 깨닫고 나서,

나의 생각과 행동은 물론, 식습관을 포함한 생활 습관이 완전히 바뀌었다. 겉으로 보이는 가시적 근육보다, 보이지 않는 불가시적 근육의 중요성에 집중하게 된 것이다.

하지만 많은 사람이 눈에 띄는 가시적 근육을 집중적으로 단련하려는 욕망을 품고 있는 게 현실이다. 식스팩을 지녔지만 속은 다 망가져 있고 코어 근육이 부실한 사례도 주변에서 많이 볼 수 있다.

운동하는 진정한 이유는 남에게 보여주기 위함이 아니라 살아가는 에너지 원천을 마련하고 시련과 역경이 다가와도 이를 극복하는 힘을 키우는 데 있다. 여기서 가장 중요한 역할을 하는 근육이 바로 코어 근육이다. 이를 단련하지 않고 눈에 보이는 근육만 단련한다면 결국 다른 근육도 원하는 방향으로 쓰기 어렵다. 그래서 모든 근육 단련에 앞서서 선행적으로 발달시켜야 할 근육이 바로 코어 근육이다. 필라테스는 그 어떤 운동보다 코어 근육을 집중적으로 단련할 수 있는 운동이다. 우리의 삶에 적용하면, 중심을 잡고 흔들리되 무너지지 않게 만드는 소중한 운동이다.

복근을 강화하기 위해서는 몸의 중심을 조절하는 감각을 키우는 것이 중요하다. 이를 연습하다 보면 일상에서도 자연스럽게 배에 힘을 주는 습관이 생긴다. 화장실에 있을 때, 웃을 때, 운동할 때도 복부의 코어를 조절하게 되는 것이다. 여기서 말하는 '배에 힘을 준다'는 것은 허리를 과도하게 조이는 것이 아니라, 복부 둘레를 약간 줄인다는 느낌으로 복횡근과 복사근을 부드럽게 활성화하는 것을 말한다. 마치 허리를 잘록하게 만들듯, 배꼽 주변의 공간을 1인치 정도 좁힌다는 이미지를 가지면 좋다.

'엉덩이에 힘을 준다'는 것도 마찬가지다. 양쪽 엉덩이 근육을 조여 위로 끌어올린다는 느낌으로 둔근을 사용하면, 자연스럽게 골반저근까지 활성화된다. 서 있을 때 바지를 엉덩이로 끌어올리듯 자세를 취하면, 복부와 골반 주변의 근육이 균형 있게 자극되면서 허리도 안정된다. 이러한 몸의 사용법은 몸의 중심을 효율적으로 관리하는 감각을 키우는 과정이다.

'히어로 자세'를 만드는 운동을 하면 몸의 가로 폭을 줄이는 생활 습관을 키울 수 있다. 세로 폭을 더욱 길게 늘이는 동작은 턱은 살짝 목 쪽으로 당기고, 정수리는 천장이나 하늘 방향으로 끌어올리는 것이다. 이 동작은 자세를 교정하고 키가 커지는 데 효과적이다. 습관적인 나쁜 자세로 생긴 신체적 불균형이 균형 있게 바로잡힐 뿐만 아니라, 굽은 신체 부위가 스트레칭 효과로 펼쳐지기 때문이다. 자세를 바꾸지 않고서는 자신이 차지하고 있는 자리에서 중심을 잡고 몸과 마음을 균형 있게 만들어 나가기 힘들다. 자리를 탐하기 전에 자세를 먼저 바꿔야 하는 이유다.

> **실천을 도와주는 윤정 생각**

- 모든 이동도 운동이다. 운동을 따로 장소를 정해서 하려는 생각부터 버리자. 일상적 삶이 운동이고 운동이 우리들의 삶을 행복하게 만드는 원동력이다. 운동의 생활화나 생활의 운동화가 필요한 까닭이다. 운동과 생활을 이분법적으로 구분하지 말자.

- 이동할 때도 허리와 가슴을 펴고 정면을 주시하면 코어 근육을 단련할 수 있다. 코어 근육은 피트니스 센터에서만 단련할 수 있는 것이 아니다. 일상에서 얼마든지 할 수 있다. 집중해서 의도적으로 움직이려는 생각을 행동으로 옮기기만 해도 우리는 생각보다 훨씬 더 강력하게 코어 근육을 단련할 수 있다.

- 누군가를 기다리는 시간에도 자세만 똑바로 펴고 앉아 있으면 코어 근육을 단련할 수 있다. 기다리는 시간을 코어 근육을 단련하는 절호의 기회로 생각하자. 기다리는 사람이 안 온다고 불평 불만할 시간에 코어 근육을 단련하면 지루함도 이겨낼 수 있다.

- 코어 근육은 언제나 나를 세상의 중심에 세워주는 근육이다. 걸어가는 뒷모습만 봐도 그 사람의 코어 근육 상태를 짐작할 수 있으니 말이다. 코어 근육이 발달할 사람은 허리가 꼿꼿하게 세워져 있고 머리는 정면을 응시하며 어깨도 펴져 있다. 놀랍게도, 우리 모두 배를 뒤로 당기고 허리를 펴면, 걸어가는 동안에도 코어 근육은 발달된다.

중심화의 원리는
동양철학과도 연결된다

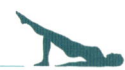

중심이 삶의 조화를 이끈다

오장육부五臟六腑는 한의학에서 내장 전체를 의미한다. 각 장기는 특정한 감정 상태와도 관련이 있다. 근골격계는 보이지 않는 오장육부와 심리적으로 연관되어 있기 때문이다. 눈을 감고 명상하지 않더라도 마음과 몸, 정신이 연결되는 근거가 된다. 심장은 감정의 중심으로 마음의 평정을 관리한다. 오장육부는 저마다의 위치에서 고유한 기능적 작용을 한다. 오장육부가 저마다의 위치에서 자기 본분을 다하지 못하면 신체적 균형은 무너지고 중심을 잡기 어려워진다.

필라테스 호흡은 심장박동을 안정적으로 만들기 때문에 스트레스를 감소시키고 감정의 안정을 돕는다. 간 기능이 좋아지면 유연성과 창조성도 더불어 좋아진다. 필라테스를 통해 각 근골계의 유연성을 향상하면 간 기능도 좋아진다. 비장은 소화기관 중 생각을 명료하게 만드는 기능을 담당한다. 필라테스를 주기적으로 하면 내부 기관이 자극되어 소화가 촉진되고, 정신도 명료해진다. 리포머 기구를 활용하는 동작 이름이 stomach massage인 이유가 있다. 내부 소화기관의 기능이 향상되어 비장도 자극하기 때문이다. 깊게 호흡하면 순환기능이 향상되므로 용기와 자신감을 키울 수 있다. 또한 신장은 체내 에너지 흐름을 조화롭게 조정하는데, 이때 의지의 힘이 강화되는 효과를 얻게 된다.

신체적인 움직임이 활발하게 일어나면 오장육부가 균형과 조화를 이룬다. 동양 철학에서는 정신적인 상태와 감정도 조화를 이룬다고 주장하는데, 이는 서양의 필라테스와도 연결된다. 오행 이론은 자연의 다양한 현상, 즉 목화토금수가 인간의 신체 상태인 오장육부와 연결된다는 동양 철학의 기본 관점이다. 인간의 신체는 자연과 무관하게 독립적으로 움직이지 않고 신체가 놓여 있는 자연의 상황적 맥락과 연결되어 움직인다.

목木은 봄의 성장과 상승 에너지를 상징한다. 나무와 같이 지속적으로 성장하고 뻗어 나가는 목의 움직임은 몸의 유연성을 향상하며 신체와 정신의 성장을 도모한다. **화**火는 여름 에너지와 활력을 상징한다. 카리스마가 있는 아버지를 연상하는 화는 기본 에너지가 뜨겁다. 내부 에너지를 촉발해 활력을 생성하고 몸과 마음을 강하게 연결하는 화는 활력과 에너지를 증진한다. **토**土는 간절기로 안정성과 균형 또는 중립적 견해를 의미한다. 토는 몸의 중심을 잡고 안정화하므로 땅처럼 견고하고 안정된 기반을 만든다. **금**金은 가을의 기운처럼 하강 에너지를 상징한다. 몸과 마음이 혼연일체가 되어 집중력이 생기면 생각이 명료해지고 집중력이 향상될 뿐만 아니라 명상의 효과도 가져다준다. 금의 에너지는 주로 논리적 명료함과 분석적 투명함을 추구한다. **수**水는 겨울의 에너지처럼 화가 발산하는 에너지를 수축시키려는 힘을 갖고 있다. 수는 세상의 모든 아픔이나 슬픔을 잘 받아주는 바다를 닮았다. 신체나 정신 곳곳에서 터져 나오는 희로애락의 에너지를 흡수하고 수용해서 자가 발전하는 에너지로 전환해 주는 힘이 수에서 나온다.

동양 철학의 관점으로 해석되는 오행과 오장육부 이론은 서양의 필라테스가 추구하는 몸과 마음의 균형과 일맥상통한다. 동양 철학과 서양의 필라테스는 추구하는 방향에 차이가 있음에도 불구하고 자세히 비교하고 분석해보면 여러 가지 측면에서 공통점을 발견할 수 있다.

실천을 도와주는 윤정 생각

- 인간의 오장육부는 필라테스로도 그 기능이 얼마든지 활성화될 수 있다. 신체 기관과 정신을 연결하는 동양 철학의 오행 이론과 서양의 필라테스는 '건강한 몸과 정신을 만든다.'라는 공통의 목적을 추구하고 있기 때문이다.

- 자연과 우주, 사람과 삶, 그리고 인간의 내부 기관은 유기적으로 연결되어 있다. 사람은 우주의 순환 원리와 무관하지 않으며, 필라테스 역시 우주의 순환 원리인 중심화 성향을 핵심에 두고 사람과 우주와 몸을 유기적으로 연결하려고 한다.

- 육체와 정신이 맞물려 있듯이 자연과 사람, 목화토금수의 에너지가 오장육부와 긴밀하게 연결되어 있다. 육체적으로 건강해지려면 신체를 독립적으로 단련하려는 노력보다 자연의 기운을 같이 호흡한다는 느낌으로 필라테스를 하면 효과가 커질 수 있다.

- 사람의 몸은 그 사람이 살아가는 환경과 무관하지 않다. 내 몸은 언제나 우주를 향해 열려 있는 개방체제이기 때문이다. 따라서 신체 감각을 언제나 활짝 열어놓고 운동하는 습관을 들일 필요가 있다.

숫자 5에 담긴
중심화의 상징성

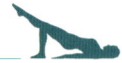

숫자 5는 몸과 삶에 깊이 내재된
본질적, 상징적 숫자다

숫자 5와 필라테스의 중심화가 긴밀하게 연결된다는 생각을 해봤다. 중심화는 신체의 중심, 즉 코어 근육을 강화하고 이를 통해 몸의 전체적인 균형을 잡는 것을 목표로 하는데, 이때 균형이란 신체에 국한되지 않고 심리적, 정서적 균형으로도 해석될 수 있다.

숫자 5는 일상에서 가장 친숙한 숫자 중 하나이다. 매일 다섯 개의 손가락으로 세상을 만지고, 다섯 개의 발가락으로 지면을 디딘다. 다섯 개의 손가락과 발가락으로 수를 세는 모습은 인간이 세상과 소통하는 가장 원초적인 도구라 할 수 있다. 숫자 5는 신체의 중심과도 깊은 연관성이 있다. 신체는 머리, 두 팔, 두 다리, 즉 5개의 주요 말단으로 구성되어 있다. 두 팔과 두 다리의 중심에 머리가 존재하며 신체적 균형을 잡는 역할을 한다. 신체의 감각도 마찬가지다. 시각, 청각, 후각, 미각, 촉각, 즉 오감을 통해 신체는 내부와도 연결되고, 외부 상황에 반응하기 때문이다. 이처럼 인간의 신체가 지닌 다섯 개의 말단과 오감은 인간이 세상과 상호작용하는 방법이며, 신체적 균형을 유지하는 센터링의 역할을 한다.

센터링을 통해 우리는 신체적 안정감과 함께, 정신적 평온을 찾을 수 있다. 5개의 중심이 안 맞으면 몸과 마음의 조화와 균형은 물론, 일상에서도 몰입이 힘들어질 수 있다. 중심화는 몸의 다양한 부분을 조화롭게 작동시키는 기초가 되며, 이를 통해 우리는 더 효율적인 움직임과 에너지 흐름을 발견할 수 있다. 내가 내 삶의 주인이 되기 위해서는 중심을 잘 잡아야 한다. 나의 시선으로 세상을 바라보고, 나답게 삶을 살아가게 만드는 동인이 바로 중심이니까. 중심을 찾는 데 도움이 되는 필라테스를 통해, 몸과 마음의 균형을 맞춰보자. 이는 단순한 운동의 범위를 넘어, 삶의 철학과 깊은 연결을 이루는 과정이 될 것이다.

아주 단순한 모양으로 중심을 떠올리면 숫자의 가운데 수 5가 연상된다. 1, 2, 3, 4, 5, 6, 7, 8, 9, 10 이렇게 숫자 1부터 10까지를 보면 1부터 5에 이르기까지는 중심을 잡는 과정이고, 5를 넘어서 10으로 가는 과정은 잡힌 중심으로 내 몸의 에너지를 다시 모으는 과정과 비슷하다. 이때 5라는 중심이 흔들리면 잡힌 중심은 물론 앞으로 잡아갈 중심도 흔들린다. 중심을 잡지 못하면 세상의 흐름을 나의 에너지를 받아들일 수 없을 뿐만 아니라 내 생각을 주관적으로 해석하는 힘도 흔들린다. 따라서 5의 중심적 의미가 일상적 삶은 물론 운동 에너지를 균형 있게 작동시키는 원동력이 될 수 있음을 알 수 있다.

또 다른 의미의 중심화를 생각해보면 회전하는 힘의 중심에는 두 가지가 있다. 하나는 원심력이다. 원심력이 중심을 잡으면 원심력에 이끌려 나의 중심이 흔들릴 수 있다. 또 하나의 진정한 중심은 내가 중심에 서는 구심력이다. 구심력이 중심을 잡으면 바깥의 원심력도 나를 중심으로 움직이기 시작한다. 원심력보다 구심력이 중심을 잡아야 나의 주관이나 에너지로 세상을 뒤흔들 수 있다. 그렇지 않으면 내가 세상의 힘에 휩쓸릴 수 있다.

중심을 잡는 중심화 없이는 힘의 컨트롤도 불가능하다. 필라테스에서의 컨트롤은 몸의 동작과 자세를 조절하는 능력이다. 그런데 센터링이 흔들리면 컨트롤도 말을 듣지 않는다. 숫자 5가 중심성을 상징하듯, 중심을 잡고 컨트롤하는 필라테스 원리와 상징적으로 연결할 수 있다. 숫자 5는 다양한 문화와 철학에서도 드러나듯 중앙, 균형, 조화의 상징이다. 숫자 5는 오리무중 상태였던 삶을 오색찬란 빛나게 만드는 중심이자 원동력이다. 무엇이든 중심을 잡지 않고서는 핵심도 잡아낼 수 없다. 내가 세상의 중심이 되지 않으면 다른 사람이 만든 세상에 끌려다닐 수 있다.

삶을 살아가면서 중심을 잡으면 끈질긴 인내심도 더불어 생긴다. 하나의 목표를 향하는 중심이 흔들리지 않을 때 사람은 중도에 포기하지 않고 끝까지 견디려는 안간힘을 쓰기 시작한다. 중심을 잡아야 중도에 포기하지 않는 이유다. 중도에 포기하는 사람들은 대부분 중심을 잡지 못하고 다른 사람의 유혹이나 세상의 헛된 망상 또는 욕망에 흔들리기 때문이다. 인내심을 발휘하려면 위협적인 동인이나 감정을 건드리는 외부적 에너지를 물리칠 수 있는 무게 중심이 필요하다. 중심화가 인내심과도 깊은 관련성이 있는 까닭이다. 인내심이 높은 사람은 중심을 잡고 균형을 취하고 있는 것이기도 하다.

실천을 도와주는 윤정 생각

- 마음을 다잡지 못하게 만드는 일상의 방해요인이나 습관적으로 주의를 산만하게 만드는 잡념을 찾아서 정리해 보고, 그 요인을 끊어버리기 위해서 무엇을 해 볼 수 있을지 성찰해 본다.
- 내 삶의 중심을 잡아주는 나만의 루틴을 정해보자. 예를 들면, 아침에 일어나면 무조건 모닝 페이퍼를 쓰면서 자신의 생각을 글로 옮겨본다든지, 짧은 명상을 통해 정신을 집중하고 몸과 마음의 중심을 잡을 수 있는 시간을 마련하는 것도 도움이 될 수 있다.
- 나의 중심을 위협하는 인간관계나 일이 무엇인지를 점검해보고, 가능하다면 나의 에너지를 빼앗는 관성이나 관습에서 벗어나기 위해 어떻게 할 수 있는지를 고민해 보자.

오각형에서 배우는
몸과 마음의 균형

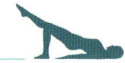

형태에 깃든 안정의 원리

　오각형은 5개의 면과 5개의 꼭짓점을 갖는다. 오각형의 중심에는 균형과 조화가 이루어져 있다. 필라테스에서 중심화는 몸과 마음의 균형과 조화를 위한 중심축이라는 점에서, 그리고 그 중심축은 중심으로부터 신체의 모든 연결구조와 맞닿아 있다는 점에서 오각형의 상징적인 의미와 일맥상통한다. 이런 점에서 우리 몸의 가장 중요한 근육 집합인 골반, 허리, 그리고 배를 의미하는 파워하우스의 강화가 안정적으로 신체의 모든 부위와 연결하여 3차원적 구조로 작용한다. 이는 신체의 상체와 하체, 그리고 양측 앞뒤의 연결고리가 되어, 모든 동작이 안정적인 중심을 바탕으로 흐르게 한다.

　오각형의 꼭짓점은 각 면과 중심을 연결하며 다른 면과 균등한 관계에 있다. 오각형의 꼭짓점은 우리 몸의 파워하우스에 해당한다. 오각형의 꼭짓점과 연결된 다섯 개의 면은 파워하우스에 연결된 근육과 연결해 생각해볼 수 있다. 센터링은 몸의 한 부분에 지나치게 의존하는 것이 아니다. 신체의 모든 부분은 파워하우스에 연결되어 몸의 다양한 근육이 일정한 체계를 잡고 균등하게 움직인다. 오각형의 각 꼭짓점은 중심과 연결되어 구조가 견고하고 튼튼하다. 오각형의 구조처럼 몸을 움직이는 과정에서도 힘이 발생하는 중심지, 즉 파워하우스로부터 나오는 힘과 연결하면 균형 잡힌 자세를 만들 수 있다. 몸의 한 부분만 과도하게 사용하는 것을 가급적 피해야 한다.

몸 전체가 조화롭게 움직이려면 각 관절과 근육 부분이 균등하게 연결되어 힘을 발휘해야 한다. 오각형의 꼭짓점을 중심으로 오각형이 중심을 잡듯이 몸도 파워하우스를 중심으로 힘을 발휘하기 시작하면 관절 내의 연골이나 기타 연부 조직이 비대칭적인 충격으로 인한 손상을 방지할 수 있다. 안정적인 운동은 올바른 자세와 중심축이 자리를 잡아야 가능하다. 중심을 잡고 자세를 갖추면 우리 몸의 기준선은 척추선이 된다. 이 기준선을 따라 중심에서 바깥으로 나가는 힘을 균등하게 분산하는 게 좋다. 비대칭적인 힘의 부하가 한쪽으로 쏠리면 다양한 척추 질환을 비롯, 신체가 위험에 처하게 된다. 몸의 중심선으로 연결되는 척추와 파워하우스의 움직임을 통제하고 조정하는 훈련을 반복하면 신체 전체가 올바르게 균형 잡을 수 있다.

신체의 움직임은 지렛대의 원리를 따른다. 따라서 신체의 움직임은 힘을 주는 것과 그 힘으로 작용하는 물체 사이의 거리로 결정된다. 지렛대의 원리처럼 중심으로부터 멀리 떨어지지 않고 힘을 안정적으로 사용하는 운동일수록 근육과 관절의 과도한 부하를 줄여주므로 부상 위험을 낮출 수 있다.

필라테스 동작은 등을 대고 바닥에 누운 자세Supine position가 많다. 이 자세는 정적인 상태에서도 신체의 모든 부분을 끊임없이 연결하는 동작이므로 척추에 무리를 주지 않는 가장 안정적인 자세다.

척추는 총 33개의 척추뼈(척추골)로 이루어져 있으며, 그 사이에는 디스크추간판라는 젤리 같은 조직이 쿠션처럼 자리하고 있다. 디스크는 척추 사이의 마찰을 줄이고 충격을 흡수하는 기능을 한다. 서 있거나 앉아 있을 때는 중력이 척추를 수직으로 압박해 요추허리뼈에는 체중의 1.5~2.5배에 달하는 부담이 가해진다. 그러나 누운 자세에서는 이 압력이 거의 사라지고, 디스크는 수분을 다시 흡수하며 회복하기 좋은 상태가 된다.

등과 바닥이 고르게 맞닿은 상태에서는 등과 허리의 긴장된 근육이 자연스럽게 이완되고, 디스크에 가해지는 압력도 고르게 분산된다. 그 결과 척추 주변 근육들이 균형 있게 활성화되며, 척추 전체가 안정된 정렬을 유지할 수 있다. 동시에 척추관을 따라 지나가는 신경의 통로인 추간공도 여유를 확보하게 되어, 신경 압박에 따른 통증이나 긴장을 완화하는 데 도움을 준다.

이러한 이유로 필라테스는 통증이나 근골격계 질환이 있는 사람에게도 부담 없이 접근할 수 있는 운동이며, 특히 등을 바닥에 대고 눕는 자세를 바탕으로 몸의 가장 깊은 구조를 깨우고 중심을 회복하는 데 집중한다. 바닥이라는 안정된 지지면 위에서 호흡과 정렬을 조율하며, 척추의 자연스러운 만곡physiological curvature을 회복하고 유지할 수 있다.

결론적으로, 바닥에 누운 이 자세는 척추에 가해지는 부담을 최소화하면서도 심부 근육을 안전하게 활성화할 수 있는 가장 기초적이고도 과학적인 자세다. 필라테스는 이 위에서 섬세한 움직임과 깊은 인식을 통해, 몸의 균형과 회복을 이끌어내는 길을 안내한다.

필라테스는 안정적으로 근육을 강화하는 운동이다. 필라테스가 중심으로부터의 센터링의 원리를 강조하는 이유가 여기 있다. 필라테스의 센터링은 신체의 정렬 특히 자세 교정에 효과가 좋고, 중심화는 역학적인 측면에서도 긍정적인 도움을 받을 수 있다.

근육 움직임은 스테빌라이저Stabilizers와 모빌라이저Mobilizers로 구분할 수 있다. 스테빌라이저는 관절의 안정화 근육이다. 이 근육은 종종 보이지 않는 깊은 부분에 위치하며, 주로 정적인 힘을 제공하여 관절의 안정성을 유지한다. 특정한 움직임을 수행할 때 관절을 안정된 상태로 유지할 수 있도록 근육으로 당겨준다. 나아가 스테빌라이저 근육은 관절이 부상당하지 않도록 안정된 상태로 유지하게 해준다. 이에 반해 모빌라이저 근육은 움직임과 관련된다. 이 근육은 관절의 움직이는 범위를 확장하는 등 큰 움직임을 생성하는 데 중요한 역할을 수행한다. 주로 동적인 힘을 제공하여 몸을 원하는 방향으로 정확하게 움직이게 한다.

예를 들어 복부 깊숙이 위치한 복횡근transversus abdominis이나 어깨뼈 주변을 지지하는 근육들은 모두 스테빌라이저stabilizer, 즉 안정화 근육에 해당한다. 이 근육들은 눈에 띄는 큰 움직임을 만들기보다는 관절과 중심을 안정되게 유지하는 역할을 한다. 반대로, 관절을 크게 움직이거나 방향을 바꾸는 데 주로 사용되는 모빌라이저mobilizer, 즉 가동성 근육도 있다. 이들은 주로 큰 근육들이며, 움직임을 유연하고 강하게 만드는 데 기여한다. 대표적으로 허벅지 앞쪽의 대퇴사두근quadriceps이나 엉덩이 근육인 둔근gluteus 등이 모빌라이저 근육에 속한다. 이 근육들은 걷고, 달리고, 앉았다 일어나는 동작 등에서 힘을 생성해 신체를 역동적으로 움직이게 한다.

운동을 설계하거나 수행할 때 이 두 근육 시스템 간의 조화와 균형은 매우 중요하다. 스테빌라이저가 관절을 단단히 고정해주는 동안, 모빌라이저가 안전하고 효율적인 움직임을 주도하기 때문이다. 필라테스는 이 균형을 섬세하게 조율하며, 특히 몸의 중심부터 안정화한 다음, 점차 움직임을 확장하는 방식으로 신체를 조율한다. 이는 운동의 효과를 높일 뿐만 아니라, 부상 예방과 재활에도 매우 중요한 원리다.

사람은 살아온 대로 살아가려는 원심력이 끌고 가는 대로 따라간다. 원심력은 일종의 관성이다. 관성을 깨고 이전과 다르게 살아가려면 원심력을 잡아당기는 구심력이 있어야 한다. 원심력이 바깥의 세계가 끌어당기는 힘이라고 하면 구심력은 내가 중심을 잡고 나의 의지대로 살아가려는 힘이다. 모빌라이저가 일종의 원심력이라면 스테빌라이저는 구심력이다. 두 힘의 조화와 균형이 깨지면 우리 삶도 균형이 깨지는 이치다.

다시 오각형이 중심을 잡는 원리로 돌아가 보자. 오각형의 꼭짓점이 구심력으로 당기는 안정적인 힘이 스테빌라이저라면, 다섯 개의 면이 바깥으로 향하려는 원심력은 모빌라이저에 해당한다. 이런 점에서 오각형의 중심과 필라테스의 센터링 원리는 일맥상통한다. 두 가지 원리를 연결하면, 몸과 마음의 균형을 찾는 데 효과적인 방법을 발견할 수 있다. 오각형의 안정적이고 균등한 구조는 필라테스의 센터링 원리와 비교해보면 여러 가지 공통점이 발견된다. 오각형과 필라테스의 중심화 원리를 서로 연결하면 건강하고 조화로운 삶을 살아가는 방법을 찾을 수 있다.

> **실천을 도와주는 윤정 생각**
>
> - 오각형에 중심이 있듯이 필라테스에도 중심이 있다. 자연과 우주의 삼라만상은 저마다의 중심으로 선순환된다. 내가 에너지를 얻으려면 언제나 자연과 호흡하는 생활 습관을 들이도록 의도적으로 노력한다.
> - 삶은 원심력으로 끌려가다 구심력으로 정신을 차리는 경우가 있다. 구심력 없는 원심력의 삶은 언제나 중심을 잡지 못하고 세상의 유혹에 끌려다니는 삶이다. 나는 어떤 힘에 이끌려 다니는지 습관적인 관성을 자주 점검하고 성찰해볼 필요가 있다.
> - 어제와 다른 삶을 살아가려면 관성대로 끌려가는 원심력의 삶에 저항할 수 있는 구심력의 삶을 살아야 한다. 그게 바로 내가 중심을 잡고 살아가는 삶이다. 나는 지금 어떤 원심력에 이끌려 살아가고 있는지, 그것에 저항하는 구심력은 무엇인지를 자주 비교하면서 삶의 균형을 찾아 나가야 한다.

중심을 세우면
오감이 깨어난다

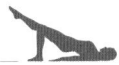

감각이 열리면 삶이 깊어진다

　5가지 감정은 희기쁨 喜, 노분노 怒, 애슬픔 哀, 락즐거움 樂, 공두려움 恐으로 인간의 정서 세계를 대표한다. 우리는 이 감정들을 매일 마주하며 살아간다. 이러한 감정은 내면을 이루는 정신의 중심축이자 삶의 방향을 이끄는 정서적 나침반이 된다. 그리고 시각·청각·후각·미각·촉각이라는 오감을 통해 더욱 생생하게 자극된다. 일상의 작은 움직임 속에서도 이 감정들은 끊임없이 작용하며, 삶 전체에 깊은 영향을 미친다. 문제는 감정과 오감이 조화를 잃을 때 발생한다. 감정이 요동치고 감각이 흐려지면 우리는 자기도 모르게 중심을 잃고 외부 자극에 쉽게 흔들린다. 이때 필라테스는 흐트러진 정서를 다듬고 무뎌진 감각을 깨워 몸과 마음의 연결을 회복하여 내면의 균형을 세우는 통합적 철학으로 자리할 수 있다.

실제로 필라테스 센터에서 만난 많은 회원들과 제자들은 공황 장애, 우울증, 수면 장애 등 다양한 어려움을 안고 있었지만, 필라테스를 통해 눈에 띄게 좋아졌다는 이야기를 자주 들려주었다.

'바르게 서면 사고도 명료해진다' 건강한 자세는 중추신경계 압박을 줄이고, 뇌로 가는 혈류, 뇌척수액 순환을 원활하게 도와 해마와 전전두피질의 기능 활성화를 돕는다. 반복적인 필라테스 동작은 신경 회로 재학습을 유도하여 기억력, 학습력 증진 및 인지 효율 향상에 긍정적이다. 몸의 균형이 잡히면 감정도 평안하고 자유로워진다. 누구나 흔들리는 시간이 있다. 그 흔들림 속에서 나를 다시 일으켜 세우는 방법을 배우면 이전과 다른 방식으로 삶을 바라볼 수 있는 힘이 생긴다. 필라테스는 다시 일어날 가능성을 알려주는 길잡이다.

에릭 패퍼 미국 샌프란시스코 주립대 연구진은 허리를 펴고 똑바로 앉거나 자세를 올바르게 취하면 기억이 쉽게 떠오른다고 밝혔다. 턱을 가슴 쪽으로 당기고 정수리를 위로 늘리듯이 경추를 세우면 뇌로 공급되는 피와 산소가 최대 40%까지 높아지기 때문에 기억력 향상에도 도움이 된다. 시상 면sagittal plane의 정렬로 몸을 세우는 자세를 취하면 긍정적인 기억이 잘 떠오르지만 구부정한 자세는 부정적인 기억을 쉽게 떠오르게 한다. 비슷한 맥락에서 독일 비텐헤르데케Witten Herdeke 대학 연구진은 올바른 자세를 유지하며 걷는 것은 행복하고 활기차며 긍정적인 기억을 떠오르게 하는 한편, 고개를 앞으로 숙이고 걷는 것은 부정적인 기억을 떠오르게 한다고 밝혔다.

신체의 측면, 즉 시상면sagittal plane에서 귀, 어깨, 골반, 무릎, 발목, 그리고 발의 중앙이 일직선으로 정렬되어야 한다. 또한, 정수리부터 꼬리뼈까지 몸을 길게 늘여주는 자세는 오감 수용 체계가 중추신경계와 가장 효율적으로 연결될 수 있도록 돕는다. 이는 뇌 신경과의 빠르고 이상적인 연결을 이루는 중요한 역할을 한다.

반대로 자세가 뒤틀리면, 오감(시각·촉각·전정 감각 등)이 왜곡되거나 감소되어 신경 자극의 전달이 둔화되고, 신체는 곧 균형감을 잃기 시작한다. 이때 흔히 하체나 몸통 일부를 의식적으로 잡아당기는 방법으로는 중심을 유지하기 어렵다. 실제로 정자세 유지를 위한 중심화는 오감 기관들이 저마다의 위치에서 서로 조율되어야 자연스럽게 이루어진다는 것이 신경생리학 연구에서 강조되는 점이기도 하다.

즉, 우리의 몸이 중심을 유지하려면 귀부터 발까지, 각 관절과 감각기관이 각자 제 기능을 다하면서 전체 조화 속에서 균형을 이루어야 한다. 이러한 방식의 '자세 중심화Postural Centering'는 정렬 이상의 의미를 가지며, 오감→뉴런→중추신경계→인지·정서 기능까지 일관된 흐름으로 연결시키는 구조적 기반이 된다.

턱을 아래로 당기는 동작, 즉 '턱 당김 자세 Chin tuck'는 상부 경추의 움직임과 연관된다. 특히 경추 1, 2번은 두개골과 몸통을 연결하는 중심 경로에 위치해, 머리의 정렬과 안정성에 중요한 역할을 한다.

이 부위와 연결된 근육인 승모근 Trapezius, 흉쇄유돌근 Sternocleidomastoid, 측두근 Temporalis은 잘못된 자세, 반복적인 생활 습관, 스트레스, 약화된 코어 근육의 영향으로 쉽게 긴장하고 단축된다. 이러한 근육들의 과긴장은 목과 어깨의 움직임뿐 아니라 뇌와 신체 사이의 신경 전달 경로에도 영향을 준다. 그래서 이 부위의 건강한 움직임과 신경계 전반의 효율과도 직결되므로 매우 중요하다.

특히 머리가 앞으로 쏠리는 자세는 경추의 자연스러운 곡선(lordosis)을 무너뜨린다. 이로 인해 두개골과 척수 사이의 공간이 좁아지면, 뇌혈류와 신경 흐름까지 제한될 수 있다. 이러한 변화는 목과 어깨에 지속적인 긴장을 유발하고, 결과적으로 뇌로 전달되는 감각 자극의 질 또한 저하된다.

바른 자세를 유지하는 것은 단순히 외형적 교정과 함께 척추의 정렬을 바로잡는 과정은 감각 입력과 신경 통합 기능을 보호하고 강화하는 기본 조건이 된다. 귀, 어깨, 골반, 무릎, 발목이 시상면에서 일직선으로 정렬되도록 의식하는 습관은 신체 전체의 균형을 유지하게 하며, 오감

수용체가 뇌와 더욱 효율적으로 연결되는 토대를 제공한다.

이러한 신체 정렬은 교정과 감각 정보의 정확한 인식과 신경계 효율을 높이는 통합적 움직임 전략이다. 결국 올바른 자세를 세우는 일은 뇌와 몸의 커뮤니케이션 방식을 바꾸는 열쇠다.

'건강'이라는 말의 첫 글자인 건健에는 '세운다'는 뜻이 담겨 있다. 결국 건강이란, 내 몸을 바르게 세우고 삶의 균형을 잡아가는 과정 그 자체일지도 모른다. 필라테스는 바로 이 과정을 돕는 운동이다. 누군가에 의해 움직이는 몸이 아니라, 스스로 나를 일으키고 세우는 힘을 기르는 일. 그것이 필라테스가 전하고자 하는 본질이다.

그렇다면 몸을 바로 세우는 방법의 해답은 '센터링'이라는 개념에서 찾을 수 있다. 센터링은 몸의 중심축이 교차하는 지점, 즉 세로축인 척추와 가로축인 골반이 만나는 곳을 의미한다.

이 중심은 마치 고속도로의 중앙선처럼 우리 몸의 모든 움직임과 방향을 조율해주는 기준선이다. 척추가 바로 서고 골반이 안정되면, 그 위에 머리도 자연스럽게 자리 잡고, 두 발 역시 균형 잡힌 바닥 위에 뿌리내린다. 눈에 보이지 않지만, 가장 먼저 세워야 할 것은 바로 이 중심이다. 중심이 잡히면 자세도, 감정도, 삶의 태도도 다시 제자리를 찾는다.

편리한 이동 수단과 장시간 앉아서 일하는 환경 때문에 몸의 중심부인 코어가 점점 약해지고 있다. 코어가 좌우 균형을 잃으면 척추가 틀어지고 몸이 기울어진다. 코어가 앞뒤로 흔들리면 앞으로 움츠리거나 뒤로 쏠리는 자세가 나올 수밖에 없다. 이때 올바른 동작의 자세를 강조하는 필라테스가 좋은 해결 방안이다. 횡격막으로부터 골반저근까지 몸의 중심부를 강화할 수 있기 때문이다. 몸이 틀어지면 여러 가지 조짐이나 징후가 나타난다. 바지나 치마가 한쪽으로 쏠리거나 신발의 한쪽 굽이 더 빨리 닳고, 의자에 앉을 때 한쪽으로 다리를 꼬는 게 편하게 느껴진다. 올바르지 못한 자세를 유지하다 보면 운동 효과도 떨어진다. 운동보다 더 중요한 게 사실은 올바른 자세다.

센터링 원리와 오감의 관계는 움직임과 동시에 중앙 신경계, 특히 뇌와 척추 연결을 강화한다. 척추는 유연성과 강도를 높이는 동작을 통해 뇌의 특정 부분을 활성화한다. 감정과 관련된 뇌 영역에도 영향을 주어 행동과 생각을 크게 좌우한다.

희(기쁨)가 활성화되면 규칙적인 호흡과 움직임도 유연해지며, 더불어서 뇌에서 세로토닌과 도파민 같은 긍정적인 호르몬 분비를 촉진한다. 세로토닌과 도파민은 기분을 좋게 만들고, 희망감을 느끼게 한다. **노(분노)**로 생기는 스트레스 때문에 긴장된 근육을 이완시키는 것은 필라테스의 주요 효과 중 하나이다. 따라서 규칙적인 이완 운동은 분노를 감소시키며, 마음의 평온을 회복하는 데 도움이 된다.

애(사랑)는 몸과 마음의 균형을 회복하는 데 중요한 역할을 한다. 이 균형감은 애정과 사랑의 감정을 더 잘 표현하고 경험하는 데 도움을 준다. **락(즐거움)**은 필라테스 근육을 활성화해 엔도르핀 분비를 촉진한다. 락은 자연의 진통제로 불리며, 기쁜 감정을 높여준다. **공(두려움)**은 균형감각을 향상해 중심을 잡으면 없어지거나 줄어든다. 더불어 균형감각으로 중심이 잡히면 트라우마처럼 불안하고 두려운 감정을 줄일 수 있다.

지금까지 설명한 다섯 가지 감정과 필라테스를 연결하는 다리가 바로 센터링이다. 몸과 마음의 중심을 찾아 균형을 맞추는 것을 의미한다. 중심이 잡히면 감정적 균형을 회복해 긍정적 마인드로 전환하는 경험을 할 수 있다.

다섯 가지 감정에 따른 호르몬 분비는 조금씩 다르게 작용한다. 행복감이나 기쁨을 느낄 때 뇌에서 발현되는 희(기쁨)는 세로토닌과 도파민이라는 두 가지 호르몬을 분비하게 만든다. 분노나 공격성을 느낄 때 일어나는 노(분노)는 아드레날린과 코티솔을 높아지게 만든다. 애정이나 사랑을 느낄 때 발동되는 애(슬픔)는 옥시토신을 분비하게 만든다. 기쁨을 느낄 때 나타나는 락(즐거움)은 엔도르핀 분비를 촉진한다. 두려움이나 불안을 느낄 때 드러나는 공(두려움)은 아드레날린과 코티솔 분비를 자극한다.

 바른 자세로 깊은숨을 마시는 좋은 호흡은 부신에서 분비되는 스트레스 호르몬인 코티솔의 수치를 낮추는 데 도움을 준다. 체계적인 호흡과 움직임은 심신의 안정을 도모하여 뇌에서 긍정적인 감정과 관련된 호르몬 분비를 촉진할 수 있다. 뇌는 감정의 중심과 연결된다. 그중에 특히 뇌의 편도체는 감정을 처리하는 주요 영역이다. 체계적인 호흡과 균형 잡힌 움직임은 이 편도체 영역을 활성화하며, 긍정적인 감정을 촉진한다. 결론적으로, 필라테스는 몸의 움직임과 호흡을 조절하면서 뇌와 척추의 연결을 강화함은 물론 감정과 관련된 뇌 영역과 호르몬 분비를 조절한다.

> **실천을 도와주는 윤정 생각**
>
> - 프랭크 시내트라는 "고개를 들어라. 각도가 곧 태도이다."라고 말했다. 각도를 어떻게 유지하는지에 따라서 긍정적인 자세나 태도가 만들어지기도 하고 그 반대로 나타나기도 한다. 각도가 곧 태도인 이유다. 각도가 자연스럽게 유지되지 않으면 태도가 올바르게 구현되지 못하는 까닭이다.
> - 다섯 가지 감정, 즉 희, 노, 애, 락, 공은 몸의 중심을 어떻게 유지하는지에 따라서 달라진다. 중심을 잡아야 오감도 통제하고 조절할 수 있다. 중심을 잡는다는 의미는 오감각이 저마다의 위치에서 자기 본분을 다하면서 다른 감각과 일정한 관계를 맺어 조화를 유지할 때 비로소 발현된다는 뜻이다.
> - 다섯 가지 감정과 뇌 그리고 몸은 독립적으로 움직이지 않고 하나의 유기체로 움직인다. 유기체의 중심에 필라테스가 있다. 필라테스를 통해 다섯 가지 감정과 뇌와 몸을 균형 잡게 만들어야 할 이유다.

PART 3

조절

스스로 조절하지 못하면 조종당한다

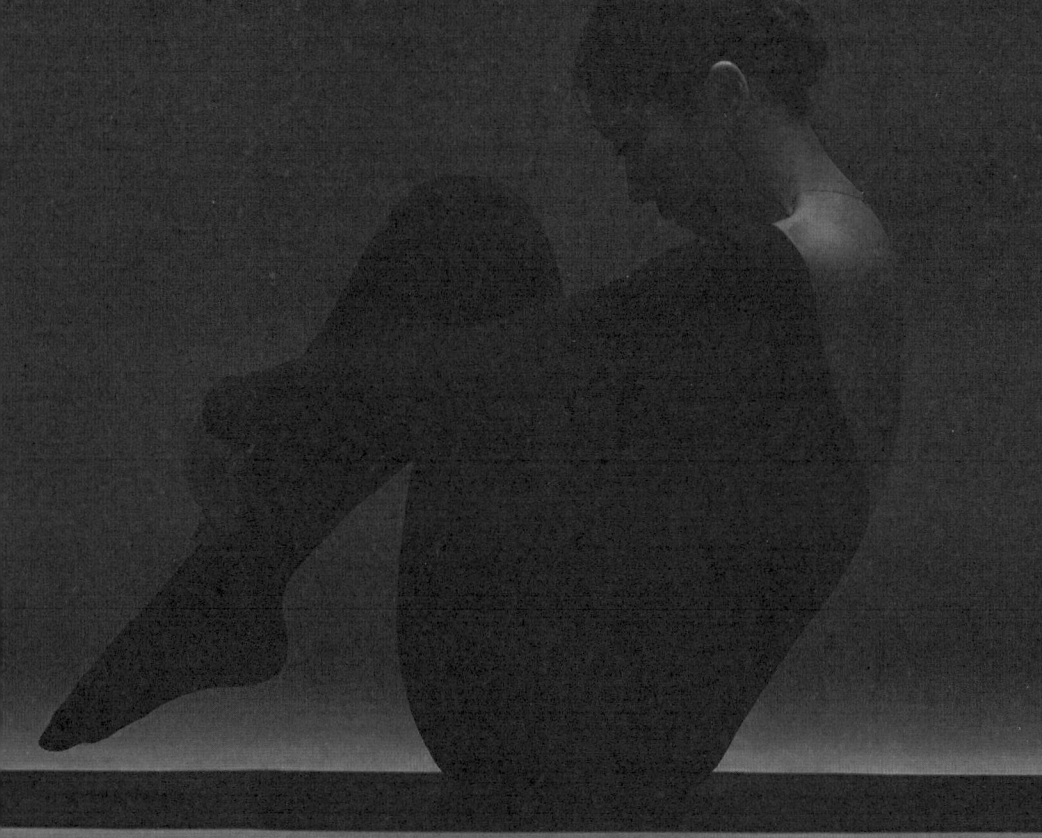

'조절'은 한순간도 한눈팔지 않고 내 몸에 집중하면서 중심을 잡기 위해 부단히 내 몸의 움직임에 주목하는 민감한 작용과 반작용의 과정이다. 중심을 잡고 조절하지 못하면 남에게 흔들리고, 세상에 흔들린다. 조절을 통해 균형을 잡아야 절도 있는 삶을 즐길 수 있다.

Rolling like a ball

컨트롤은 필라테스에서도 '조절, 제어하다'라는 본래의 의미로 활용된다. 즉, 컨트롤은 몸과 마음을 조절해 균형을 잡는다는 의미로 해석될 수 있다. 의식적으로 몸과 마음을 제어하는 움직임이 바로 컨트롤이다. 몸의 각 부분을 의식적으로 연결하고, 균형감각을 강화하면 몸 전체를 통제할 수 있는 능력이 길러진다. 컨트롤 능력이 생기면 더 건강하고 균형 잡힌 몸을 유지할 수 있다.

근력과 유연성, 균형감각, 몸의 자세와 움직임, 호흡 등 다양한 요소들이 유기적으로 결합하여 움직이기 시작하면 모든 필라테스 동작은 안정적인 기능을 강화한다. 근육을 억지로 움직이려 하기보다, 내면의 감각을 통해 근육을 자연스럽게 조절하고 정확하게 움직이도록 유도해야 한다. 그것이 '컨트롤(통제)'의 진정한 의미다. 조셉 필라테스는 "필라테스에서는 그 어떤 움직임도 의미 없는 움직임은 없다."라고 말했다.

의식은 마음과 몸이 조화를 이루어 일체의 통일된 상태를 만드는 원동력이다. 마음의 흐름에 따라 몸이 움직이고, 반대로 몸의 움직임도 마음의 영향을 주고받으며 호혜적으로 움직인다. 마음과 몸의 조화를 이루는 것은 인간이 지닌 근원적인 능력 중 하나이다. 이를 통해 스트레스를 줄이고 건강한 삶을 유지할 수 있게 된다.

삶과 연관 지어 본다면, 동양 철학의 중용中庸을 생각해볼 필요가 있다. 중용이란 '어느 쪽으로도 치우침이 없이 올바르고 변함이 없는 상태나 정도'를 뜻한다. 중용은 이런 점에서 컨트롤과 비슷하면서도 깊은 연관성이 있다. 중용과 컨트롤은 내면의 감정과 생각, 외면의 행동과 태도를 균형 있게 다스리는 것을 중요하게 여긴다. 또한 극단적인 태도를 지양하고, 중간의 자리에서 흔들림 없이 중심을 세우려 한다. 나아가 컨트롤은 중용이 추구하는 철학적 관점을 받아들이며, 삶의 여러 상황 속에서 어느 한쪽으로 쏠리지 않고 스스로를 조율하는 태도를 기른다. 컨트롤은 이런 점에서 몸과 마음이 각자의 영역에서 조화를 이루고, 저마다의 기능을 온전히 발휘하게 만든다. 무엇보다 중요한 것은, 이 균형의 상태가 결코 수동적이거나 소극적인 것이 아니라는 점이다. 오히려 중심을 잡고 스스로를 다스릴 수 있을 때, 우리는 더 넓은 선택과 유연한 대응이 가능해진다.

필라테스의 연습 과정도 마찬가지다. 근육과 관절, 호흡과 의식이 서로 연결되면서 과하거나 모자람 없이 적절한 긴장과 이완의 상태를 찾아가는 일이다. 이 과정을 반복할수록 삶에서 중용의 자세를 실천하는 힘이 자연스럽게 자라난다.

컨트롤은 양팔 저울처럼 한쪽 무게중심으로 몸과 마음이 쏠리지 않게 중심을 잡는 역할을 한다. 이런 측면에서 컨트롤은 일과 삶의 균형을 말하는 워라밸Work-life balance1처럼 몸과 마음 그리고 움직임에서 제어하고 조절하는 능력이다. 컨트롤은 이처럼 근육의 수축과 이완, 일과 휴식 등 양극단의 가치가 무게중심을 잡고 균형을 유지할 수 있도록 통제하고 조정하는 역할을 한다.

여섯 가지 필라테스 원리는 각각 독립적인 기능을 하고 있으면서 동시에 상호 작용을 하는 연결된 관계다. 이런 맥락에서 컨트롤을 잘하기 위해서는 중심을 잘 잡아야 하고, 중심이 흔들리지 않고 자기 소임을 할 때 중심화의 원리는 컨트롤의 원리와 연결된다. 마찬가지로 중심화의 원리는 집중의 원리와 연결되어 보다 집중적으로 중심을 잡고 몸과 마음을 컨트롤할 수 있는 기반이 마련된다.

한두 번의 의도적인 움직임으로 중심을 잡고 흔들림 없는 상태를 유지하기는 어렵다. 몸과 마음을 효과적으로 통제하고 균형을 맞추려면, 습관적으로 반복해서 몸이 기억할 수 있을 정도로 시스템화하는 것이 중요하다.

---

1 일과 삶의 균형이란 뜻으로 워라밸을 추구하는 사람들은 일과 삶의 다른 측면 사이에서 자신이 필요로 하는 균형을 찾으려고 한다. 워라밸과 비슷한 단어로 워라블이 있다. 워라블은 업무와 생활의 개념을 적절하게 통합한다는 의미다. 1970년대 후반 영국에서 개인의 업무와 사생활 간의 균형을 묘사하는 단어로 처음 등장, 우리나라에서는 각 단어의 앞 글자를 딴 워라밸로 주로 사용되고 있다.

무엇인가를 할까 말까 망설이는 시간을 줄이고 행동으로 옮기려면, 의도대로 행동하는 습관을 들여야 한다. 그래야 몸과 마음의 혼란을 줄일 수 있다. 이런 습관이 반복되면 더 이상 고민하지 않고 하고 싶은 방향으로 몸을 움직이는 좋은 습관이 생기기 때문에 내 의지대로 내 몸과 마음을 컨트롤할 수 있는 능력이 생긴다. 필라테스는 이러한 컨트롤 능력을 발전시켜 우리의 몸과 마음을 나의 의지대로 통제하고 조정하는 기반을 마련해준다.

바디 컨트롤,
몸이 마음을 이끈다

몸이 바뀌면 생각도 달라진다

바디 컨트롤은 모든 컨트롤의 근본Fundamental이다. 바디 컨트롤 없이는 그 어떤 것도 통제하기 어렵다. 예를 들어, 몸을 먼저 조절하지 않으면 마음과 시간, 음식 그리고 언어를 조절하기도 힘들어진다. 바디 컨트롤을 통해 몸의 중심을 잡아야 다른 모든 것도 중심을 잡고 흔들리지 않는다. "마음이 몸을 지배한다"는 말은 오랫동안 삶의 지혜처럼 회자되어 왔다. 의지와 사고가 신체를 통제한다는 철학은 여전히 설득력 있다. 그러나 최근에는 반대로, 신체의 상태가 감정과 사고에 직접적인 영향을 미친다는 관점이 점점 더 주목받고 있다. 몸의 움직임, 자세, 호흡 하나하나가 마음의 안정과 인지 기능에 깊은 영향을 미친다는 과학적 근거들이 이를 뒷받침하고 있다.

워싱턴 대학교 의과대학의 에반 고든Evan M. Gordon 박사와 니코 도센바흐Nico U. F. Dosenbach 박사는 뇌의 운동 피질에서 새롭게 발견된 기능적 네트워크인 '체성-인지 행동 네트워크Somato-Cognitive Action Network, SCAN'를 제시했다.[2] 이 네트워크는 전통적으로 움직임만을 담당한다고 여겨졌던 뇌 영역이, 실제로는 인지적 계획, 주의 조절, 감정 반응, 자율신경계 기능과도 밀접하게 연결되어 있다는 사실을 보여준다. 즉, 뇌의 운동 피질은 단순한 운동 명령을 넘어서 사고와 감정, 신체 내 생리적 상태를 통합적으로 조절하는 중심축으로 작용하며, 이는 몸과 마음의 깊은 상호작용을 신경과학적으로 입증한 중요한 발견이라 할 수 있다.

신체가 안 좋은 상태에서는 강한 의지를 가지고 있어도 그 힘을 발휘하기 어렵다. 몸이 건강하게 잘 움직이면, 마음도 활발하게 움직인다. 몸이 중심을 잃고 흔들리면 마음이 아무리 명령을 내려도 몸이 말을 듣지 않기 때문이다. 따라서 몸이 건강해야 마음도 잘 컨트롤할 수 있다. 이러한 시각에서 볼 때, 바디 컨트롤은 몸과 마음 둘 다를 적절하게 통제하기 위한 전제 조건이자 출발점이 될 수 있다.

바디 컨트롤을 제대로 하기 위해서는 우선 몸이 잘 움직일 수 있는 여

---

[2] Gordon, E. M., Chauvin, R. J., Van, A. N., et al. (2023). A somato-cognitive action network alternates with effector regions in motor cortex. Nature, 617(7960), 351-359. https://doi.org/10.1038/s41586-023-05964-2

건을 만들어야 한다. 충분한 휴식과 영양 섭취는 몸을 원하는 대로 움직이기 위해 갖추어야 할 필요충분조건이다. "충분한 휴식이 가장 좋은 약이다."라는 말이 있다. 충분한 휴식의 첫 출발점은 충분한 잠이다. 잠을 충분히 자지 않으면 아무리 휴식을 취해도 무용지물이다.

잠은 마치 부지런하지 않은 사람들의 게으름을 대표하는 단어로 여겨지기도 한다. 우리는 보통 시간이 부족하면 우선 잠을 줄인다. 몸을 관리하는 측면에서 가장 하대를 받는 것도, 조정의 우선순위에 해당하는 것도 바로 잠이다. 나도 이 부분에서는 당당하지 못한 사람이다. 예전에는 무언가를 해내야 한다는 압박감 속에서 늘 잠부터 줄였다. 밤늦게까지 일하거나 공부를 하고, 새벽에 일어나 다시 하루를 시작하는 생활이 반복됐다. '조금만 더 버티면 괜찮아질 거야'라고 스스로를 다독이며 수면을 가장 쉽게 양보했지만, 그 대가는 만성적인 피로와 무기력감으로 돌아왔다.

지금은 생각이 완전히 달라졌다. 잠을 잘 자는 것 자체가 하나의 '일정'이 되었고, 중요한 업무만큼이나 우선순위를 두고 계획한다. 일정한 시간에 잠자리에 들고, 수면 환경을 정돈하며, 하루의 마무리를 온전히 휴식에 집중하는 습관이 생겼다. 내 몸을 아끼는 가장 현실적인 방법이 바로 충분한 수면이라는 걸 이제는 안다. 수면은 더 이상 줄여야 할 대상이 아니라, 회복과 재생을 위한 가장 근본적인 투자임을 몸으로 느끼고 있다.

충분한 수면은 몸을 컨트롤하기 위해 반드시 갖춰야 하는 필수조건이다. 충분한 수면시간을 지켜야 몸이 말을 잘 들을 수 있는 조건이 충족되기 때문이다. 그렇게 충분한 수면과 영양공급으로 기본적인 욕구가 충족된다. 어른들이 말씀하시는 '배부르고 등 따뜻한 상태'가 되는 것이다. 그렇다면, 충분한 잠을 자려면 무엇을 해야 할까? 역설적이게도, 운동을 통해 몸을 충분히 움직이고 나면 잠을 충분히 잘 수 있게 된다. 충분한 잠이 몸을 활발하게 움직이기 위한 조건이 되기도 하지만, 역으로 땀이 날 정도로 몸을 충분히 움직이면 잠을 깊이 잘 수 있게 되는 셈이다.

내 몸이 내 의지대로 잘 움직이려면 노력이 필요한데, 바로 몸의 균형을 맞추기 위해 '애'를 쓰는 것이다. 종일 앉아 있고, 모니터를 보고, 잠자기 전까지 휴대전화를 들여다보는 습관을 무의식적으로 반복하다 보면 분명 틀림없이 몸의 균형은 깨져 있을 것이다. 하루에 몇 분이라도 척추를 다양하게 움직이는 동작을 실천해 보자. 필라테스 동작 중 척추를 다양한 방향으로 움직이는 훈련은 관절 가동범위를 확장하고, 척추를 지지하는 심부 근육군의 기능적 균형을 회복하는 데 효과적이다. 특히 척추를 굴곡, 신전, 측굴시키는 일련의 움직임은 척수 주변에 분포된 감각신경계를 자극하여 신체 인식력을 높이고, 이로 인해 자세 정렬의 정확성과 안정성이 향상된다. 이러한 운동은 자율신경계의 균형 조절, 특히 부교감신경 활성화에 긍정적인 영향을 주며, 심박수 안정, 긴장 완화, 내분비계 조절에도 도움을 줄 수 있다. 규칙적인 필라테스 실천은 호흡 조절과 함께 코르티솔, 옥시토신, 엔도르핀 등의 호르몬 체계를 보다 건강한 방향으로 유지하는 데 기여한다.

일상 속에서 장시간 지속되는 비정상적인 자세는 특정 부위에 반복적으로 부담을 주어 근육과 인대의 긴장을 유발하고, 정맥 및 림프 순환을 저하시킬 수 있다. 이로 인해 체내 노폐물 배출이 원활하지 않거나, 부종과 국소적인 지방 축적 환경이 형성될 수 있다. 이러한 변화는 체지방 자체의 양보다 신체 라인의 왜곡을 부각시켜 체형을 무겁고 불균형하게 보이게 만든다.

흔히 체중 감량을 위해 식단 조절이나 유산소 운동에만 집중하지만, 근본적으로는 체형의 균형과 정렬을 바로잡는 것도 중요한 요소다. 척추와 골반의 정렬이 개선되면 복부와 허리 주변 근육의 기능이 향상되고, 이로 인해 자세 자체가 더 안정적으로 유지되어 외형적으로도 슬림한 인상을 줄 수 있다. 바른 자세는 단순한 시각적 변화뿐 아니라, 신체 기능 향상과 생활 습관의 개선에도 긍정적인 영향을 미친다.

필라테스는 억지로 무리하게 동작을 해서 불필요한 보상근육을 동원하지 않도록 추천한다. 이는 오히려 신체의 정렬을 무너뜨리고 불균형을 심화시킬 수 있기 때문이다. 필라테스는 정확하고 의식적인 움직임을 통해 몸이 정렬되고 기능을 회복하도록 돕는 것을 우선으로 한다. 신체의 과대한 사용이나 지나친 유연성 신장을 위한 움직임도 지양한다. 또한 몸을 너무 적게 사용해 근육이 약해지거나 짧아지는 것도 지양한다. 앞뒤, 위아래, 좌우의 균등한 움직임으로 몸을 스스로 제어할 수 있도록 돕는다. 최대한 집중해서 움직여야 바람직한 결과를 최대한 끌어낼 수 있다. 강제로 뭔가를 달성하려는 지나친 노력이 오히려 원하는 결과를 얻을 수 없게 만들 수 있다. 몸의 움직임이 자연스럽게 일어날 때 나도 모르는 사이에 몸은 가장 유연한 상태를 유지하면서 리듬감을 느끼고 자연스럽게 원하는 동작을 보여준다.

삶에서도 마찬가지다. 추구하는 목적과 방향을 염두에 두되, 지나치게 목표 지향적으로만 움직이다 보면 본래 의도했던 목표를 달성하기 어려운 경우가 발생한다. 자신이 도달하고 싶은 목적지를 상상하면서 과정에 몰입할 때, 나도 모르게 내가 원하는 이상적인 목적지에 와 있음을 느낄 수 있다. 이때 몸과 마음은 혼연일체가 되어 가장 충만한 행복감을 만끽하게 된다.

필라테스는 몸과 마음의 관계를 조화롭게 만든다. 몸이 먼저 움직이고, 그다음 마음이 따라야 하지만, 종종 마음이 앞서 나가 몸을 통제하려 할 때가 있다. 마음은 몸에 더 열심히 운동하라거나, 먹는 것을 줄이라는 지시를 내리지만, 몸은 그 명령을 따르지 않는다. 몸은 스스로 리듬과 본능을 따르며, 때로는 마음의 지시에서 벗어나려는 경향을 보인다.

이때 필라테스의 원리 중 하나인 컨트롤이 중요한 역할을 한다. 몸과 마음의 균형이 맞지 않을 때, 몸이 먼저 중심을 잡아야 마음이 흔들리지 않기 때문이다. 바디 컨트롤은 이 모든 과정을 관리하는 관제탑처럼 작동하며, 몸과 마음의 완전한 통합을 가능하게 만든다.

각 움직임은 명확한 목적을 가지며, 그 움직임을 통해 마음과 몸의 균형을 잡는 것을 목표로 한다. 유연성의 통제, 움직임의 리듬 그리고 균형은 필라테스에서 반드시 인지하고 훈련해야 하는 부분이다. 바디 컨트롤은 태도와 자세에 큰 변화를 가져온다. 바디 컨트롤은 긍정적인 마음을 유지하는 데도 큰 도움이 된다. 몸이 중심을 잡은 다음 마음이 자연스럽게 통제받을 때, 몸과 마음 사이의 연결은 별 무리 없이 강화되며, 이때 더욱 건강하고 활기찬 생활을 지향할 수 있게 된다.

몸은 마음이 쉴 수 있는 집과 같다. 집이 정초定礎에 근거해서 중심을 잡고 일정한 형태를 유지하듯이, 몸도 마찬가지다. 몸은 집의 정초에 해당하기 때문에 몸을 기반으로 다른 모든 움직임을 통제할 수 있다. 몸이 근본적으로 중심을 잡고 있어야 마음도 안정적으로 활동할 수 있다. 몸을 통제하지 못하면 마음도 통제할 수 없다. 이러한 원리들을 깊게 이해하고 적용하면, 필라테스는 우리에게 몸과 마음의 완벽한 균형을 찾는 방법을 제시한다. 필라테스를 오래 반복해서 하다 보면 몸과 마음이 따로 작용하는 독립적인 실체가 아님을 알 수 있다. 필라테스로 운동에 몰입하는 순간, 몸과 마음은 혼연일체가 되어 집중하고 몰입하여 가장 행복한 순간을 만끽할 수 있다.

이런 점에서 필라테스는 건강하고 균형 잡힌 삶을 이끄는 철학이다. 필라테스가 신체를 단련하는 육체적인 운동 기법을 넘어서는 이유는 필라테스에 집중하다 보면 골머리를 앓던 정신적인 문제나 육체적인 허약함을 극복하고 삶에 대해 긍정적인 자세와 태도를 유지할 수 있기 때문이다. 필라테스가 촉매제가 되어 건강하고 행복한 삶을 살아가기 위한 에너지를 얻을 수 있다.

실천을 도와주는 윤정 생각

- 몸은 나를 움직이는 최고의 주인이다. 주인이 건강해야 주인과 연결되어 있는 다른 손님, 즉 마음도 더불어 행복해진다.
- 바디 없는 마인드는 영원히 존재하지 않는다. 마인드 컨트롤보다 바디 컨트롤이 최우선이다. 바디 컨트롤에 최적화된 운동이 바로 필라테스다.
- 필라테스는 몸과 마음의 조화를 꿈꾸는 삶의 철학적 기반이자 우리 모두가 일상 생활화해야 하는 습관이다.
- 필라테스는 하루 세끼 밥을 먹듯이, 매일 생활의 일부로 받아들이면 우리 모두의 운동 숙제가 축제의 느낌으로 변화될 거라 믿는다.

마인드 컨트롤,
나와의 소통에서 시작된다

자신과 솔직히 마주하기

마인드와 컨트롤의 조합은 단어 자체가 왠지 하나처럼 느껴진다. 그만큼 친숙한 표현이다. 마인드 컨트롤의 사전적 의미를 찾아보면, '마음'이라는 뜻을 가진 마인드와 '통제'라는 뜻을 가진 컨트롤을 합한 개념으로, 본인을 포함한 누군가의 마음 혹은 정신을 조정하는 능력을 말한다. 마인드mind는 어떤 개념에 대한 심적인 의욕이나 경향 또는 그것에 대한 주의력注意力이나 인지도認知度이다.

필라테스 원리 중 컨트롤은 각 동작을 정밀하고 의도적으로 수행하는 과정을 포함한다. 필라테스의 기구(리포머, 캐딜락, 체어)는 스프링을 포함하고 있다. 필라테스 기구를 사용한 운동에서 스프링은 힘을 주면 늘어났다가 힘을 풀면 자동으로 제자리로 돌아간다. 스프링을 힘으로 늘렸

다가 힘을 풀면 중력에 의해 스프링이 튕기듯 제자리로 돌아가는 것이 아니라 컨트롤 과정을 통해서 제자리로 돌아간다. 필라테스에서 컨트롤의 핵심은 전신을 집중해서 중심으로부터 스프링을 늘리고, 제자리로 돌아오기 위해 끌어당길 때보다 더 큰 힘으로 스프링을 제자리로 끌고 오는 원리에 있다. 몸의 각 부위를 잘 움직이려면 몸과 마음을 컨트롤하는 인지가 필요한 이유다. 이렇게 컨트롤의 기본은 컨트롤을 통해 움직이려고 하는 대상을 분명하게 인지하는 것이다. 마인드 컨트롤을 성공적으로 수행하기 위해서는 의도적이고 정밀한 마음의 움직임이 필요하다.

나는 분명 하나의 존재이지만, 바라보는 사람의 시선에 따라 전혀 다른 모습으로 비춰진다. 보는 사람의 마음과 경험은 각각의 프리즘과 같다. 보는 사람에 따라 나를 냉정하게, 따뜻하게, 예쁘게, 멋지게, 다정하게, 무섭게 각각 다르게 본다. 내 안에 나도 여러 가지 모습으로 존재하기 때문이다. 자기 자신을 통합적으로 경험할 수 있는 것은 세상에 단한 사람, 나 자신밖에 없다. 부모님, 자녀, 친구와 같이 아무리 가까운 사람이라도 내 경험과 생각을 속속들이 다 알 수는 없다. 누구나 나의 사정이나 가능성과 한계를 정확히 알 수 없기에, 상황에 따라 수시로 변하는 마음의 움직임에도 귀를 기울여야 한다.

마음을 컨트롤하는 주체는 바로 나다. 내가 나를 이끄는 리더이자, 삶을 경영하는 유일한 주체이기 때문이다. 그렇기에 마인드 컨트롤을 제대로 하기 위해서는 먼저 내면의 소리에 귀를 기울이는 연습이 필요하다.

나는 다양한 사람들과의 관계 속에서 하나의 공통점을 발견하곤 한다. 마음의 중심을 잘 유지하는 사람일수록, 타인의 말에 깊이 귀 기울이고 섣불리 판단하지 않는다. 그들의 태도에는 조용한 관찰력과 배려가 묻어난다. 나 또한 그 점을 본받아, 타인의 말을 경청하는 태도를 꾸준히 실천하려 노력하고 있다. 그렇게 조용히 듣고 지켜보는 가운데, 사람의 생각과 마음이 조금씩 드러나는 순간들을 경험하게 된다.

그런 경험이 쌓이면서 한 가지 분명해진 사실이 있다. 마인드 컨트롤이 잘되는 사람일수록 외부의 변화에 쉽게 흔들리지 않고, 자기 안의 기준과 중심을 바탕으로 살아간다는 것이다. 이들은 자신의 감정과 생각을 부정하거나 억누르기보다, 있는 그대로 인정하고 다스릴 줄 아는 힘을 지녔다.

결국 마인드 컨트롤이란 완벽하게 나를 통제하기보다는, 흔들림 속에서도 중심을 잃지 않도록 스스로에게 귀 기울이고 조율해가는 과정임을 배운다. 그것은 삶의 기술이자, 내면의 힘을 기르는 꾸준한 연습이다.

마인드 컨트롤을 잘하는 사람은 또한 자신과의 약속은 어떤 일이 있어도 지키기 위해 노력하고, 타인과의 약속도 잘 지키려고 최선을 다한다. 보통 무언가를 계획하고 실천하여 결과물로 나오기까지 모든 과정이 순탄하기는 어렵다. 책을 쓰는 것을 예로 들어봐도, 쓰는 과정에 문제가 생길 수도 있고, 개인 사정으로 멈추기도 한다. 결국 진행하려던 계획보다 일정이 미뤄지기 쉽다. 하지만 약속을 잘 지키는 사람의 특징은 정해진 일정까지 그 일을 마치기 위해서 계획보다 빨리 일정을 끝내고 변수에 대응할 준비까지 한다는 점이다. 변수에 대해 완벽하게 대비하진 못하더라도, 문제가 발생할 수 있다는 가능성은 열어두기 때문에, 스스로와의 약속을 지켜낼 수 있다.

팍팍한 현대 사회에서, 우리는 무한 경쟁을 한다. 때로는 버티고 때로는 싸우느라 몸과 마음을 다치기도 쉽다. 여기서 잊지 말아야 할 사실이 있다. 나를 괴롭히는 것이 꼭 타인만은 아니라는 것이다. 나를 괴롭히는 것이 오히려 나 자신일 수 있다. 무조건 잘하고 싶은 나, 하고 싶은 게 계속 생기는 나, 강박적으로 날씬해야 하는 나, 똑똑해야 하는 나, 이런 수많은 나 때문에 내 마음은 나도 모르게 병들어간다. 외로움이나 울적함 같은, 부정적인 기분이 들 때마다 마음을 무언가로 채우려고 한다. 이 공허함을 음식이나 술로 채우면 나중에 이를 비워내는 데 시간이 두 배 이상으로 들어간다. 스트레스를 음식이나 술로 해소하려 하기보다는, 필라테스를 통해 몸과 마음을 다스리는 방향으로 풀어낸다면 일상의 긴장을 보다 유연하게 넘길 수 있다. 이러한 선택은 마인드 컨트롤의 출발점이자, 스스로를 건강하게 이끄는 첫걸음이 될 수 있다.

필라테스를 가르치다 보면 몸뿐만 아니라 마음의 문제로 힘들어하는 분들을 자주 만난다. 마음을 돌보는 일이 몸을 돌보는 일과 크게 다르지 않다는 점을 체감한다. 마인드 컨트롤을 잘하기 위해서는 먼저 잘 보고, 잘 듣는 능력이 필요하다. 그러나 현실에서는 정작 자신이나 타인의 마음을 들여다보는 시간보다, 무의식적으로 SNS를 들여다보며 감정을 소모하는 일이 더 흔하다. 디지털 세상을 통해 전 세계와 연결된 시대를 살아가는 우리에게, 이제는 잠시 그 연결을 내려놓고 인간적인 접촉과 내면의 대화에 귀 기울여볼 것을 제안하고 싶다.

더 많은 정보와 음악, 영화나 드라마를 볼 수 있는데 왜 마인드 컨트롤이 어려운지 되짚어보면 나 자신과 깊이 있게 대화하는 시간이 줄어들고 있기 때문이다. 나 스스로와 깊은 소통이 되어야 마음에 여유가 생기고 안정되어서 마인드 컨트롤도 잘될 수 있다. 마인드 컨트롤을 하기 전에 자신의 마음을 안정 상태로 정비해야 하는 이유다. 디지털에 너무 많은 시간을 뺏기면서 불안한 마음 상태로 하루를 보내기보다 스크린에서 벗어나 자연으로 눈을 돌리면 훨씬 마음이 평화로워질 수 있다. 마인드 컨트롤을 돕는 단순하면서도 깊이 있는 실천 중 하나는 하늘을 바라보는 일이다. 나 역시 매일 아침, 세상과의 첫 마주침을 하늘 풍경으로 시작한다.

운전 중 신호를 기다리는 짧은 순간에도 고개를 들어 하늘을 바라보며 마음을 가다듬는다. 그렇게 매일 마주하는 하늘은, 자연이 우리에게 아무 대가 없이 건네는 가장 아름다운 예술 작품이자 위로의 메시지다.

하루 1분 하늘 보기, 그리고 하늘을 바라보며 잠시 감사하는 마음을 떠올리는 것. 이 작은 습관도 세상에 지친 마음을 회복시키고 나 자신과 다시 연결되는 조용한 통로가 되어준다.

실천을 도와주는 윤정 생각

- 마인드 컨트롤을 잘하기 위해서는 마음을 조절하는 기술에 너무 초점을 맞추기보다 마인드 자체를 안정시키는 예비 작업을 먼저 해야 한다.
- 마음이 산만한 이유는 최근 급격하게 일상화되고 있는 소셜미디어와의 지나친 연결에서 발생한다. 따라서 디지털 디스커넥션이 마인드 컨트롤의 첫걸음이 될 수 있다.
- 스크린에 몰두하기보다 대자연과 만나는 시간을 주기적으로 갖는 리추얼이 마인드 컨트롤의 가장 중요한 전략 중의 하나다.

시간 컨트롤, 하루를 의미 있게 만드는 기술

시간의 질이 삶의 무게를 바꾼다

    시간을 통제한다는 것은 시간에 끌려다니지 않고 내가 시간을 주도적으로 활용한다는 의미다. 똑같이 한 시간 필라테스 운동을 한다고 해도 그 시간에 어쩔 수 없이 끌려가서 마지못해 시간을 때우고 나오는 사람이 있는가 하면 주어진 시간에 혼연일체가 되어 완전하게 몰입하고 집중해서 힐링하는 시간을 보내고 오는 사람이 있다. 시간을 통제한다는 의미는 주어진 시간을 물리적으로 받아들여 시간 관리를 하는 게 아니라 흐르는 시간에 의미를 부여해서 심리적으로 충만한 시간을 보낸다는 의미다. 전자의 시간을 보내는 사람에게 시간은 크로노스지만 후자의 시간을 보내는 사람에게 시간은 카이로스다. 크로노스는 물리적으로 흐르는 객관적인 시간이고 카이로스는 흐르는 시간에 의미를 부여해서 나에게 특별한 시간으로 만드는 주관적인 시간이다. 시간을 통제하는 사람은 크로노스의 시간을 카이로스의 시간으로 바꿔 흐르게 만드는 사람이다.

　시간을 통제한다는 것은 주어진 시간에 할 일을 배정해놓고 시간대별로 내가 무엇을 할 것인지를 생각하는 시간 관리나 일정 관리의 수준을 넘어선다. 어차피 모든 사람에게 동일한 시간이 주어져 있다면 그 시간을 나에게 의미 있는 순간으로 어떻게 만들 것인지를 고민하고 대안을 마련하며 한 순간이라도 행복한 시간으로 보내려고 노력하는 과정이 바로 시간을 통제한다는 의미다. 이런 사람에게 시간은 곧 가장 소중한 자산이자 나를 의미 있고 가치 있는 인간으로 만들어주는 원동력이다. 오늘의 나는 과거 내가 보낸 시간의 산물이다. 시간을 헛되이 낭비한 사람은 오늘 지금 그 결과로 헤매고 있거나 우왕좌왕하는 것이고, 과거 내가 보낸 의미심장한 시간은 오늘 내가 완성하는 소중한 작품에 그대로 반영된다. 나는 내가 공간에서 보낸 시간의 역사적 산물이다.

　모든 성취는 시간과 공간에서 보낸 인간의 합작품이다. 인간이 어떤 공간에서 누구와 함께 어떤 시간을 보냈는지에 따라 보람 있고 의미심장한 산출물의 수준과 정도가 결정된다. 이런 점에서 시간은 흐르는 물리적 객체가 아니라 나에게 다가오는 심미적 자산이다. 모든 작품은 시간 속에서 투자한 인간의 고뇌가 특정 공간에서 만들어진 사회 역사적 합작품이기 때문이다. 내가 필라테스를 하면서 보낸 모든 순간과 순간의 총합이 내 몸과 마음에 각인되어 소중한 추억으로 남는다. 그 추억 속에는 내가 시간 속에 투영한 나 자신의 영혼과 정신과 몸이 고스란히 녹아들어 있다.

　세상은 시간을 지배하는 사람이 리더가 된다. 시간에 끌려다니면서 하루를 보내는 사람과 시간의 흐름을 타고 다니면서 모든 순간을 결정적인 순간으로 만들어가면서 의미 있게 끌고 가는 사람 사이에는 엄청난 차이가 있다. 내가 시간과 시간 사이에서 부여한 의미의 차이가 결국 시간이 만들어가는 성취 결과물의 수준과 성격을 결정한다. 지금 내가 의미를 부여하는 이 순간도 영원히 반복되지 않는 소중한 자산이다. 노벨 문학상을 탄 쉼보르스카 시인의 '두 번은 없다'라는 시도 바로 이런 점에서 우리에게 시사하는 바가 크다. 그녀에 따르면 동일한 순간이 반복되는 경우는 없다는 것이다. 동일한 동작을 반복하는 필라테스 운동 시간에도 나의 작은 몸짓과 움직임은 어제와 똑같은 것이 반복되지 않는다. 그때그때 내 몸은 주어진 공간과 환경, 도구들과 끊임없이 상호작용하며 전혀 새로운 감각적 반응을 만들어낸다. 반복되는 듯 보이는 필라테스 동작조차 매 순간 미묘하게 다르고, 그 차이는 내 몸과 마음이 지금 여기에서 깨어 있는 증거가 된다. 그래서 모든 순간은 다시 오지 않을 '단 하나의 경험'이며, 매번 새롭게 피어나는 꽃봉오리와도 같다.

실천을 도와주는 윤정 생각

- 똑같은 시간이 흘러가도 누군가는 시간 속에서 소중한 의미를 배운다. 물리적 시간, 즉 크로노스보다 심리적으로 의미를 부여하는 주관적인 카이로스가 삶의 의미를 만든다.
- 사람은 시간과 공간의 합작품이다. 한 사람이 특정 공간에서 어떤 시간을 의미 있게 보내는지에 따라서 한 사람은 전혀 다른 사람으로 거듭난다.
- 사람이 보내는 한 순간의 누적이 한평생을 좌우한다. 한순간도 헛되이 보내지 않으려는 노력이 한평생을 좌우한다.
- 시간은 누구에게나 가장 소중한 자산이다. 나의 시간이 소중한 만큼 다른 사람의 시간도 소중하게 생각해주는 사람이 바로 소중한 사람이다.

조절 control : 스스로 조절하지 못하면 조종당한다

푸드 컨트롤,
체중보다 중요한 몸의 변화

먹는 방식이 삶의 방식을 결정한다

　나도 한때 걸그룹처럼 마른 몸매를 꿈꾸며 무리한 다이어트를 했다. 다이어트 기준을 다른 사람의 생각에 두고 그 모습에 맞추기 위해 자신을 괴롭힌 결과였다. 필라테스를 시작하기 전, 체중이 지금보다 18kg 정도 적게 나갔다. 그때 유명하다는 양·한방 다이어트약, 주사 등 온갖 다이어트 제품들은 대부분 경험해본 것 같다. 뉴스를 통해 이전에 구매한 제품에서 마약 성분이 검출되었다는 보도를 보고 황당했던 적도 있다. 길을 가다 여러 번을 쓰러지기도 했다. 거식증까지 겪으며 음식을 씹다가 뱉거나, 손가락을 입 안 깊숙이 넣어 억지로 토해낸 적도 있었다. 때로는 음식 자체를 완전히 거부하기도 했다. 입에 무언가를 넣는 행위가 마치 다이어트를 하기로 한 나 자신과의 약속을 어기는 죄처럼 느껴져, 하루 식사라고는 수박 한 조각으로 버틴 날도 있었다. 한때의 잘못된 습관으로 생겼던 원형 탈모는 지금도 있고, 평생 잘 관리해야 했을 위장은 그때 망가지고는 계속 녹슨 기계처럼 된 상태로 살고 있다.

자세 교정과 통증 관리를 위해 걸그룹 데뷔를 준비 중인 연습생들에게 필라테스를 가르치는 시간을 자주 가졌었다. 그들은 뮤직비디오 촬영이나 주요 방송 스케줄이 다가올수록 아무것도 먹지 않거나, 참기 어려운 날엔 달달한 커피 한 잔이나 사탕 하나로 끼니를 대신하기도 했다. 미디어에 비춰지는 마르고 날씬한 연예인의 몸이 기준이 되면, 식사를 극도로 제한하다가 폭식을 반복하는 불균형한 식습관이 고착되기도 한다. '얼마나 날씬하냐'는 외형적 기준에는 민감하게 반응하면서도, 정작 '무엇을 어떻게 먹고, 어떻게 몸을 건강하게 유지할 것인가'에는 관심이 부족한 것이 안타깝다.

무리한 다이어트나 유행하는 식단을 무작정 따를 경우, 겉보기에는 날씬해질 수 있어도 영양 불균형이 초래되기 쉽고, 이는 성인병, 골다공증, 심혈관 질환 등 다양한 건강 문제의 원인이 될 수 있다. 실제로 겉보기에는 예쁘고 날씬한 사람들 중에도 척추와 골반 정렬에 문제가 있거나 만성 염증과 통증을 안고 살아가는 경우가 적지 않다. '스키니'한 몸을 미의 기준으로만 삼으면 몸 전체의 조화와 균형을 놓치게 된다. 체중 감량이 최고의 성형이라는 말이 있다. 나 역시 몸무게가 줄어들면 옷맵시가 살아나고 사진도 훨씬 예쁘게 나온다는 것을 체감한다. 하지만 체중에만 집착하는 식욕 억제보다는 '좋은 음식을 잘 먹는 푸드 컨트롤'이 우선이 되길 바란다. 여기에 타임 컨트롤(시간 제한 식사)을 병행하면 더욱 효과적이다. 예를 들어 24시간, 48시간, 72시간 단식처럼 식사 시간을 제한하고 몸을 비우는 과정은 마음을 비우는 도구가 되기도 한다.

특히 72시간 단식 오토파지Autophagy, 자가포식작용는 몸이 스스로 낡은 세포와 독소, 세포 찌꺼기를 분해하고 정화하는 작용이다. 몸을 비우고 내장기관을 쉬게 하는 과정의 효과는 체중 감량은 오히려 부수적인 덤이고 건강과 삶의 질을 높이는 '회복의 과정'에 더 큰 도움이 된다.

또한 72시간 단식은 푸드 컨트롤과 타임 컨트롤의 주체가 내가 된다는 점에서 특별한 의미를 가진다. 단지 체중 감량을 목적으로 음식을 참는 것이 아니라, 음식을 선택하고 먹는 시간까지 내 의지로 조절하며 스스로를 다스리는 훈련이 된다. 세상의 모든 일이 내 뜻대로 되지 않더라도, 내 몸과 마음만큼은 내가 조절할 수 있다는 감각을 회복하게 해준다. 72시간 단식은 바로 그런 자기 통제의 훈련이며, 자신을 신뢰하고 다스리는 감각을 되찾는 가장 단순하고 효과적인 방법 중 하나다.

날씬한 스타의 모습을 자주 접하는 청소년과 젊은이들도 무조건 적게 먹어서 살을 빼려고 하는 경우가 많다. 평소 극도로 적게 먹으며 대충 끼니를 때우다가 폭식하기를 반복한다. 게다가 먹는 양에 대해서는 엄

격하지만 어떤 음식이 좋거나 나쁜지, 어떻게 먹어야 하는지는 거의 고려하지 않는다. 무리한 다이어트를 하면 몸이 망가질 수밖에 없다. 성인병이나 골다공증, 심혈관 질환에 취약해지는 것은 물론이다. 아무리 날씬해 보여도 그 사람의 진짜 건강 상태는 모른다. 화면에서는 예쁘고 잘생긴 많은 연예인도 정작 척추와 골반의 문제로 몸의 균형이 심각하게 틀어져 있을 수 있다. 예쁜 것의 기준을 계속 '스키니'한 것에 두면서 몸 전체의 조화나 균형 상태를 간과하게 한다.

만약 죽기 직전 내 삶을 되돌아본다면 그때 내가 날씬하지 못했던 모습은 후회하지 않을 것 같다. 아마 좀 더 건강해지려고 노력할 걸 그랬다고 생각하지 않을까? 당장 날씬해지는 노력보다는 멋진 내일의 나를 위해 투자하는 것이 더 중요하다는 것을 이제는 안다. 지금은 어릴 때처럼 마르지는 않았지만, 그때보다 훨씬 더 많은 에너지와 의욕을 갖고 있다. 내 위장은 괜찮은지, 허리는 이대로 괜찮은지, 어깨는 아프지 않나. 삶의 방향을 잡아가듯 함께 살아나갈 내 몸도 함께 방향을 제대로 잡았으면 좋겠다. 몸무게를 줄이는 데 집착하기보다는 건강하게 나이 먹기 위해 똑똑한 다이어트 방법을 실천해야 하는 이유다.

'밀당 프로젝트'는 밀가루와 당을 끊는 프로젝트이다.
밀당은 두 사람이 각각 줄의 양 끝을 잡고 상대방의 마음을 은근슬쩍 떠보거나 자신의 마음을 밀어붙이는 남녀 간의 연애 감정에서 흔히 쓰는 말이다. 남녀 간의 밀고 당기기는 결국 서로가 가까워지기 위한 과정이다. 2019년에 처음 시작한 '밀당 프로젝트'는 밀고 당기는 과정이라는 점은 비슷하고, 최종 목표는 일반적인 밀당의 개념과 다르다. 줄 끝에 있는 대상을 얻기 위한 것이 아니라 밀어내기 위한 프로젝트다. 밀당 프로젝트의 '밀당'은 밀가루와 당분을 뜻한다. 한 달 동안 밀가루와 인공적인 당을 거의 섭취하지 않고 지내는 과정이 밀당 프로젝트의 목적이다. 이 프로젝트를 시작하게 된 건 고질적인 알레르기와 염증 때문이었다. 음식을 뭔가 잘못 먹은 날에는 재채기를 동반한 눈물과 콧물이 집중호우처럼 쏟아져 정신을 차릴 수가 없다. 눈에 벌레가 기어다니는 듯했고, 코는 늘 헐었다. 입천장이 너무 간지러워서 칫솔로 긁었다가 헐어버려서 고생했고 항히스타민제를 복용해도 알레르기는 점점 심해졌다. 약으로 역부족일 때는 주사를 맞아야 증상이 호전되었다.

그렇게 시달림을 당한 후로 '왜 이런 증상이 시작되었을까'에 대한 의문을 품고, 먹는 것에 대해 본격적으로 공부하기 시작했다. 이미 해부학, 재활의학, 체육학, 심리학, 교육학 등 다양한 분야를 경험해 왔지만, 이번엔 식품과 영양에 대한 과학적 이해까지 학습의 폭을 넓히게 된 것이다. 공부를 거듭할수록 '먹는 것'이 우리 몸에 미치는 영향이 얼마나 깊고 결정적인지를 실감하게 되었다. 식품 시장에는 양심을 속이는 마케팅과 눈앞의 매출만을 위한 광고가 난무하고 있다. 이전에는 밀가루와 설탕을 왜 끊어야 하는 건지 생각해 본 적이 없었다. 속이 더부룩한 건 일상이라 그게 정말 더부룩한 상태인지도 몰랐고 새벽에 겨우 잠이 들어 늦게 일어나는 생활을 하고 있었다. 그렇게 지내다가 문득 '이렇게 먹는 게 맞는 것인가.'라는 의문이 들 때 밀가루와 당분에 관심을 가지게 되었다. 속은 안 불편한지, 잠은 잘 잤는지, 배설은 잘 되고 있는지 등 예전에는 듣지 못하던 내 몸의 소리를 듣게 되었고, 이 음식을 먹을 때 내 몸이 어떻게 반응하는지 관심을 두고 관찰하게 되었다.

사실 떡볶이와 빵, 과자, 튀김을 너무나 사랑했기에 밀가루와의 이별을 결심하기가 쉽지 않았다. 방법이 문제였다. 그러나 막상 일상에서 밀가루와 설탕을 빼기로 마음먹고 눈에 띄는 것부터 멀리하기 시작하는 과정은 생각보다 어렵지 않았다. 그런 후에 숨어 있는 밀당을 찾아내기 시작했다. 에너지 음료와 반찬에 숨어 있는 당, 무가당, 현미 과자 등 교묘한 상술과 그럴듯한 마케팅에 숨어서 건강한 척하는 악당 같은 밀당이다.

처음부터 강하게 끊겠다고 생각하면 더 간절하게 생각난다. 자연스럽게 좋은 음식으로 입맛을 길들이면 나쁜 음식을 먹는 순간 거부감이 든다. 나쁜 것은 밀어내고 좋은 것은 당겨오는 밀당프로젝트다. 과거에는 장바구니에 염증 유발 식품들인 튀김류, 떡볶이, 과자, 빵, 간식 등이 가득했다. 하지만 지금 쇼핑 카트에는 올리브오일, 각종 싱싱한 채소, 좋은 고기, 좋은 달걀 등이 담긴다.

가장 먼저 느낀 변화는 얼굴에 트러블이 줄고, 피부가 밝아졌다. 만성 피로와 두통을 겪으며 몸을 조금이라도 무리하면 몸이 많이 붓곤 했는데, 몸에 부종도 줄고 두통의 간격이 잦아들었다. 두통이 있는 날에는 예민한 상태로 억지로 잠을 취하다 보니 성취감이 떨어지고 해야 할 일을 미루게 되어 불편한 감정에 빠지기 쉬웠다. 밀당프로젝트를 하면서 알레르기도 거의 없어졌고, 몸의 부기도 줄어들고, 두통이 줄고 집중력이 높아져 일의 성과도 늘어나 긍정적인 감정이 살아나는 선순환이 되었다.

매일 스스로 정한 미션이 많다 보니 지키지 않은 날도 있었다. 특히 내 몸 사진 찍기와 30번 씹어 먹기는 지키기가 어려워 신경 쓰지 않고 밀당에만 집중하기도 했다. 그러다가도 가끔 유혹에 빠질 때가 있었는데, 놀라운 점은 밀당에 자유로워진 몸이 먼저 안다. 맵고 짠 음식을 먹으면 바로 몸이 붓고 며칠은 혹독한 대가를 치러야 했다. 상황이 이렇다 보니 속이 불편하지 않기 위해서라도 밀당을 계속 실천하게 되었다. 몸의 감각이 변화를 쉽게 느낄 수 있었다. 밀당 프로젝트 하나만으로 인생이 송두리째 바뀌었다고 말할 수는 없지만, 분명 일상을 바꾸는 전환점이 되어주었다. 단순히 단맛을 줄이는 것 이상의 경험이었고, 오히려 더 선택적이고 주체적인 자유로움을 느낄 수 있었다. 불필요한 것을 덜어내고, 진짜 소중한 것에 집중함으로써 내 의지로 '단절'을 선택할 수 있는 힘을 배운 것이다. 밀당 프로젝트를 실천하기 위해서는 단순한 결심을 넘어,

목표와 계획이 분명한 일종의 '의식적 미션'이 필요하다.

밀당 프로젝트 미션

- 매일 먹는 모든 음식을 언제 먹었는지 사진으로 인증하기
- 매일 아침 샤워 후 전신을 사진으로 찍어 눈바디 체크
- 최대한 자연식품으로 장을 봐서 먹거리 준비하기
- 가공식품은 함량표가 보이도록 사진으로 찍고 분석하기
- 식간(식사와 식사 사이) 공복 시간 지키기
- 밤에 잠들기 최소 3시간 전에는 모든 식사를 마치기
- 입에 넣은 음식은 오른쪽 10번, 왼쪽 10번, 양쪽 10번 총 30번 씹기

실천을 도와주는 윤정 생각

- 살들을 너무 미워하지 말자. 내 몸의 살도 저마다의 사연과 배경으로 나와 같이 살아가는 인생의 동반자다. 살을 미워한다는 의미는 내 삶을 미워한다는 의미다. 나와 같이 살아왔고, 살아갈 살은 내 삶의 기둥이기도 하다.

- 살을 무조건 빼려고 하지 말고 살이 찐 저마다의 이유를 들어보자. 모든 살에는 사연과 배경이 숨어 있다. 그 살을 보듬어 주고 보살피면서 내 삶과 더불어 생각하는 여유를 가질 때 살을 얼마나 왜 빼야 하는지도 알게 된다.

- 살에 대한 무조건적 선입견을 갖지 말자. 모든 살을 너무 많이 쪘다고 일방적으로 판단하는 순간 소중한 살도 소중하지 않은 살로 전락한다. 엄살 부리지 말고 살을 살살 달래주면 살도 저마다의 목소리로 나에게 말을 걸어온다.

- 팔이 조금 굵어도, 배가 조금 나와도, 등에 조금 군살이 있어도 괜찮다. 너무 완벽한 몸매에만 기준을 두지 말고 건강한 몸의 기준을 가지자. 내 몸에 순환이 잘 이루어지고 있는지, 내 몸 구석구석 아픈 곳은 없는지, 조금 많이 먹었다고 조금 운동을 안 했다고 너무 죄책감을 느끼거나 자책하지 말자.

- 그 사람의 상황을 모두 다 아는 게 아니라면 쉽게 판단하거나 오해하지 말자. 모두가 각자 저마다의 상황이 있으니까. 상황과 배경 속에서 사연이 탄생한다. 그 사연에 귀를 기울여 들어보는 연습을 하자. 사람의 몸에 대해서도 날씬하다, 뚱뚱하다, 키가 크다, 작다 이렇게 외모를 간단히 판단하지 말자. 몸에도 저마다의 삶의 스토리가 있으니까.

언어 컨트롤, 필라테스의 긍정의 언어로 삶을 바꾸다

말이 바뀌면 세계가 달라진다

긍정의 언어는 건강하며 좋은 에너지를 전달한다. 잘할 수 있다는 자신감을 심어주고, 없었던 용기를 불어넣어 주며, 자존감을 끌어올리는 근간이 된다. 필라테스로 성장하는 몸은 건강하고 긍정적인 에너지 전달에 초점을 맞춘다. 긍정적인 에너지는 정신 속으로 깊게 파고들어 파동을 일으키는 근원적인 힘이다. 긍정적인 에너지는 대부분 긍정적인 언어에서 비롯된다. 이런 점에서 언어는 긍정 에너지를 전달하는 중요한 도구가 된다.

필라테스를 처음 배우고자 상담하는 분들의 대부분이 유연성이 없다고 걱정하고, 운동을 못하는 것에 대한 걱정이 많다. 배우러 오는 곳인데 잘하는 사람만 할 수 있다고 생각하는 경우가 많은 듯하다. 대부분은 운동을 잘한다는 기준을 운동선수나 모델에 두고, 스스로는 유연성이 부족하고 근력이 없다고 말한다. 처음 배우는 운동을 처음부터 잘할 수 없고, 배우면서 점점 좋아질 것을 기대하면 된다. 못한다며 자신 없어 하는 모습이 많다. 물론 운동을 잘하는 사람은 어떤 운동을 해도 자신감이 크다. 필라테스는 대회를 준비하거나, 승부를 가리거나, 시간의 기록을 세우는 운동이 아니다. 그래서 특히 더 긍정적인 문장으로 격려하고 응원하며 성장하도록 돕는다.

필라테스 동작은 난이도가 쉬운 동작에서 어려운 동작까지 현재의 몸을 체크하고, 과거 몸의 히스토리를 따져본다. 현재 몸이 아플 수밖에 없는 이유는 생활의 결과이거나 사고 또는 유전 등 여러 가지 이유가 있다. 그 상황을 우선 받아들여야 한다. 남과 다른 몸을 받아들이고, 그럼에도 불구하고 필라테스로 현재 자기 몸을 바꾸고 싶다면 일정한 시간을 필라테스와 함께 운동하는 시간을 할애할 수 있어야 된다.

조셉 필라테스는 이런 말을 했다.
"10번의 레슨 후엔 스스로가 달라진 점을 느끼게 될 것이고, 20번의 레슨 후에는 당신의 달라진 몸을 볼 것이며, 30번의 레슨 후에는 완전히 달라진 신체를 갖게 될 것이다 In 10 sessions you will feel the difference, In 20 sessions you will see the difference, and In 30 sessions you'll have a whole new body."

진지한 연습을 반복할수록 자기 몸이 혁명적으로 바뀌는 모습을 목격하게 되고, 자기 몸이 바뀌는 모습을 보면서 몸 둘 바를 모르게 된다.

"신체를 단련하는 필라테스는 신체를 균형 있게 발달시키고, 자세를 바르게 잡아주며, 활력을 회복시켜주고, 마음의 활기를 북돋아 정신과 마음을 고양한다The Pilates Method of Body Conditioning develops the body uniformly, corrects wrong postures, restores physical vitality, invigorates the mind and elevates the spirit."

신체 단련부터 시작되는 필라테스는 몸은 물론이고 몸을 중심에 두고 자세와 태도를 심리적으로 바꾸는 연결고리를 만들어 결국 삶의 질을 고양하는 수준으로까지 발전시킨다.

필라테스는 하는 사람, 가르치는 사람 모두 긍정의 언어로 연결되어야 한다. 대부분은 자신의 몸이 유연하지 않고, 좌우 비대칭이고, 몸의 과도한 쓰임과 부족함이 있는 경우 운동을 못한다고 단정 지어 표현한다. 어떤 몸이라도 필라테스를 하면 할수록 좋아진다. 유연성은 유전적인 영향도 있지만 생활의 결과로 더 위축되기도 한다. 운동을 못한다는 표현은 시간을 투자할 여건이 안 되거나 할 의지가 없다는 의미다. 운동할 시간이 부족하다는 것은 어떤 합리화로도 수용할 수 없는 핑계에 불과하다. 할 수 없다는 것은 하기 싫다는 말의 다른 표현이다. 한동안 '~~

해도 괜찮아' 시리즈의 책이 유행했던 것처럼, 필라테스를 하기 전에 '그래도 괜찮아.' 하며 내 몸을 토닥이고 위로해주자. 그동안 바빴고, 삶을 열심히 살아내느라 몸에 신경 쓸 시간이 없었던 거다. 몰라서 그랬던 거다. 지나간 몰랐던 시간은 배우면 된다. 일하는 시간과 노는 시간에 충실하느라 그랬던 거다. 충분히 괜찮다고 자신을 토닥여주자.

필라테스를 가르치는 언어는 간결하고 명확해야 한다. 지시어는 간단하게 방향과 위치를 정확하게 사용하여 눕는 방향, 머리와 다리의 방향 팔과 다리의 위치를 알려준다. 움직임을 설명할 때는 움직이는 것과 고정하는 것의 설명을 명확하게 해야 한다. 필라테스 동작의 설명은 정해진 동작의 횟수를 지킨다. 동작을 정확하게 표현하는 알맞은 언어를 반복해서 찾아내는 습관을 들여야 한다. 타성에 젖은 언어를 습관적으로 사용하고 있지는 않은지 반성해야 한다.

동작을 설명하는 방법은, 동작 이름을 말하고, 시작 자세를 설명한다. 동작의 움직임은 무엇을 어디로, 주어와 동사로 간결하게 설명한다. 좌우, 위아래의 혼선이 없도록 적확하게 설명해서 회원의 집중력을 높이도록 한다. 동작의 정해진 횟수를 지키고 정해진 고유한 리듬을 설명에 포함해야 한다. 동작이 끝나고 다음 동작으로 이어지는 순간도 움직임으로 동작이 연결되어야 한다. 처음 동작을 시작하는 순간부터 마지막 동작까지 움직임으로 흐름이 연결되어야 한다. 처음 운동을 배우는 초보자는 호흡이 자연스러워야 하고, 상급자가 되어 난도가 높아지면 호흡만으로도 동작이 컨트롤되어야 한다.

필라테스에서 지시하는 피드백은 간결하고 명확해야 한다. 복잡하고 어려운 언어는 집중을 방해하며, 운동의 효과를 떨어뜨릴 수 있다. 단순하고 분명한 지시는 운동을 정확하게 이해하고 실행할 수 있도록 돕는다. 언어는 생각의 표현이다. 생각은 행동과 느낌에 영향을 준다. 생각이 아무리 훌륭하고 고민이 아무리 깊어도 그걸 담아내는 언어가 부실하거나 부재하면 내 생각은 절대로 다른 사람에게 정확하게 전달되지 않는다. 언어를 끊임없이 버리고 벼려야 하는 이유다.

결론적으로, 필라테스 운동은 몸뿐만 아니라 마음까지도 포괄하는 활동이며 언어를 매개로 이루어지는 소통이다. 긍정적이고 명확한 언어를 사용하여 자신을 격려하고 도와야 할 뿐만 아니라 내가 느끼는 감정이나 말하고 싶은 생각을 더 적확한 언어로 담아내는 연습을 꾸준히 반복할 필요가 있다. 긍정의 언어를 사용할수록 긍정적인 마인드가 형성될 뿐만 아니라 우리 몸도 따라서 긍정적인 상태를 유지할 수 있게 된다.

필라테스의 원리 중 하나인 컨트롤을 언어에 적용하면 또 다른 효과를 볼 수 있다. 어떤 언어를 사용해서 몸과 마음을 컨트롤하느냐에 따라 그 효과가 판이해진다. 필라테스 강사가 갖추어야 하는 중요한 요소다.

필라테스의 6가지 원리를 포함하여 긍정적인 언어를 사용하면, 강사는 필라테스를 보다 효과적으로 가르칠 수 있고, 수강생은 동작에 더 집중하고 몸을 제대로 컨트롤할 수 있게 된다. 흐름이 끊어지지 않게 깊은 호흡에 집중하면서 동작을 정확하게 수행하는 것이 가능해진다. 이는 필라테스를 해석하는 언어가 정교하고 정확할수록 그에 상응하는 동작을 불러낼 수 있다.

> **실천을 도와주는 윤정 생각**
>
> - 긍정적인 언어의 힘과 중요성을 이해하고 이를 실제 수업에 적용하면, 필라테스 강사는 수업의 질을 높이고 회원들의 만족도를 높일 수 있다. 그리고 이는 필라테스 강사가 지향해야 할 방향이며, 필라테스의 진정한 가치를 전달하는 데에 있어 중요한 역할을 한다. 고로 필라테스 강사는 누구보다도 효율적이고 긍정적인 언어 사용 방식을 배워야 한다.
>
> - 내가 알고 있는 언어의 수준과 정도가 내가 표현할 수 있는 감정과 생각의 지표가 된다. 보다 적확하게 의도와 의미를 표현하는 언어를 풍부하게 갖고 있을수록 수강생에게 더 정확한 동작으로 설명하고 유도할 수 있다.
>
> - 내가 늘 사용하고 있는 언어가 얼마나 한정적이고 타성에 젖은 습관적인 언어인지를 가슴에 손을 얹고 반성해보자. 보다 의미심장한 언어가 얼마든지 있음에도 불구하고 나는 늘 사용하는 언어만 습관적으로 반복하고 있지는 않은지 생각해 보자.

PART 4

정확성

정확함이 신뢰와 성취의 출발점이다

Single leg stretch

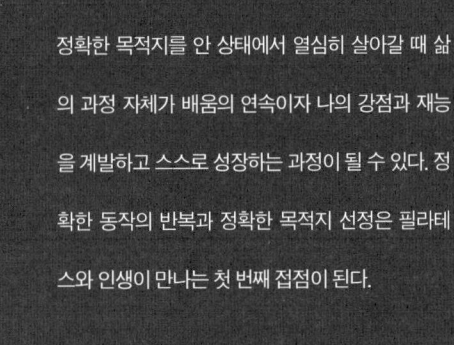

정확한 목적지를 안 상태에서 열심히 살아갈 때 삶의 과정 자체가 배움의 연속이자 나의 강점과 재능을 계발하고 스스로 성장하는 과정이 될 수 있다. 정확한 동작의 반복과 정확한 목적지 선정은 필라테스와 인생이 만나는 첫 번째 접점이 된다.

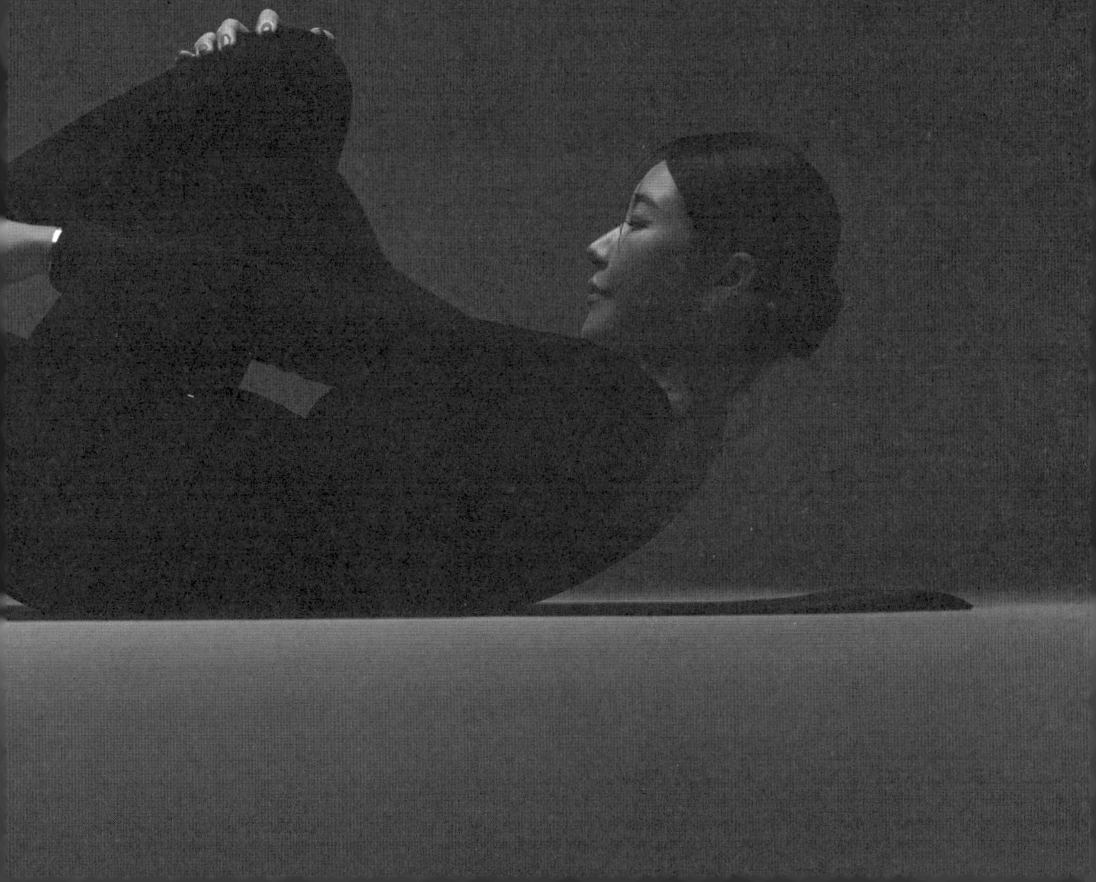

> "정확성이 높을수록 목표 달성이 더 잘되고
> 연습에 따른 이득이 더 커진다."
>
> - Isacowitz and clippinger

필라테스에서 정확성이란, 운동 중에 자신의 움직임을 계속해서 자각하는 연습을 통해 척추, 골반 그리고 몸 전체의 정렬이 해부학적으로 올바른 위치에 있도록 근육을 강화하고 동작을 정확하고 효율적으로 수행하는 정도를 말한다. 각 동작은 시작 자세가 정해져 있다. 신체의 각 부위와 관절이 어떻게 움직이는지 정확히 인지하고 조절해야 한다. 신체의 정렬과 움직임에서 불필요한 동작을 최소화하고, 최대한 정확하게 움직이는 것을 목표로 한다.

예를 들어, 시작 자세에서 오른팔을 들어야 하는데 왼팔을 먼저 들었다가 다시 내리는 순간, 좌우가 바뀌어 잘못된 동작임을 알아차린 다음 오른팔을 다시 드는 경우, 본래 취하려고 의도했던 동작의 정확성과 흐름은 기대했던 만큼 일어나지 않는다고 볼 수 있다. 이런 실수를 하면 올바른 동작으로 되돌아가는 동안 집중력이 흐려지므로 동작의 연속성이 저해된다.

필라테스에서의 정확성은 시작 자세(예: standing position, sitting position, laying position 등)를 기준으로 각 신체 부위의 위치를 정확히 인지함에 따라 어떤 움직임을 후속적으로 수행하게 될지 판단하는 것을 의미한다. 의도했던 정확한 동작을 처음에 취하지 못하고 잘못된 동작을 취했다가 다시 돌아가는 움직임은 마치 목적지까지 내비게이션을 따라가다 경로를 이탈한 다음 다시 찾아가는 과정과 비슷하다. 이럴 때 에너지 효율성이 떨어지는 것처럼, 동작을 정확하게 수행할수록 필라테스가 지닌 효과를 극대화할 수 있다.

정확성은 의식 없이 무작정 동작을 반복하지 않고, 자신의 몸이 허용하는 범위를 명확하게 인지하고 움직임에 주의를 기울이는 의도적인 노력을 할 때 이뤄낼 수 있다. 기대했던 동작을 정확하게 해낼 때, 부상을 예방하고 통증으로부터 몸을 보호할 수 있다. 또한 정확한 동작을 의도대로 하면 불필요한 동작을 하지 않아도 된다. 얕은 호흡에서 깊은 호흡으로 바꾸는 과정에서, 정확성은 신체의 불균형한 정렬을 조정하고, 호흡근의 활성화를 통해 마음과 몸, 정신을 연결하는 역할을 한다. 정확한 동작을 반복하면, 마음과 몸, 정신을 연결하는 중요한 열쇠들이 서로 조화를 이룰 수 있고, 이는 몸의 중심을 잡는 데 큰 역할을 한다.

정확성은 '불충분함 없이 적절한 중간 지점을 찾는 안간힘'을 의미한다. 예를 들어, 배를 넣어서 코어를 활성화할 때, 무조건 배를 납작하게 하거나 허리를 바닥에 붙이는 것이 아니다. 오히려 움직임이 과도하거나 불충분하면, 신체의 균형과 조화가 깨져 효율성이 떨어진다. 필라테스에서의 정확성을 실천함으로써 우리는 충분함과 부족함의 절묘한 중간 지점, 즉 '중용'의 지혜를 깨달을 수 있다.

정확성은 동작을 어떻게 수행하느냐에 초점을 맞추고 있다. 각 동작은 특정한 시작 자세를 가지고 있으며, 그 자세에서 필요한 움직임을 시작하게 된다. 움직임은 그 자체가 목표가 아니라, 더 큰 목표를 위한 수단이다. 움직임을 통해 몸 전체의 조화를 찾고, 근육을 강화하며, 척추와 골반을 올바르게 정렬할 수 있기 때문이다.

각 동작에 정확성을 더하려면, 신체 각 부분의 움직임을 주의 깊게 관찰하고 인지하며 조절해야 한다. 필라테스에서 정확한 동작을 반복하다 보면, 나도 모르는 사이에 '정확성'이라는 원리가 일상생활에서도 뿌리를 내릴 수 있다. 말을 하거나 일할 때, 타인과 상호 작용하거나 심지어 호흡할 때에도, 정확성의 원리는 일관되게 적용된다.

'정확'하다는 것은 곧 신뢰와 연결된다. 말할 때 실수하지 않고, 약속 시간에는 늦지 않고, 일할 땐 마감 기한(dead line)을 지키는 '정확한' 사람이 곧 믿을 만한 사람이라 여겨지기 때문이다. 정확하게 시간과 약속을 지키고, 말과 행동이 정확하게 일치하는 모습을 보여주면 정확(正確: 바르고 확실함)할 뿐만 아니라 정확(精確: 자세하고 확실함)해진다.

'아마추어'에게는 실수가 용납되지만 '프로'에게는 실수가 용납되지 않는다. 프로는 일하고 돈을 받는다. 실수가 적어야 하는 이유다. 따라서 전문가로 인정받기 위해서는 정확성을 기본적으로 갖춰야 한다. 실수를 줄이려면 정보를 정확하게 습득해서(input) 해석한 다음, 상대의 필요에 맞는 아웃풋(output)으로 성과를 도출해야 한다. 충분한 정보와 사례들을 토대로 하되, 자신만의 시각으로 독특한 가치를 창출해야 한다. 전문가의 경쟁력은 여기서 나온다. 정확성을 갖추지 않은 전문가는 사회에서 진정한 전문가로 인정받을 수 없고, 신뢰를 얻기도 어렵다.

필라테스를 할 때나 일상생활을 할 때, 매 순간 정확성을 갖추기는 쉽지 않다. 그래서 정확성을 습관으로 만드는 노력이 필요한데, 이를 위해서는 몸과 마음, 정신이 혼연일체가 되도록 긴장감을 유지해야 한다. 정확성을 갖추는 것이야말로 우리가 일관성을 유지하면서 정돈된 삶을 살아갈 수 있게 돕는 가장 효과적인 방법일 수 있다. 정확성을 추구하는 필라테스는 정확성을 지향하는 삶과 무관하지 않다. 필라테스를 통해 추구하는 정확성의 원리는 단순한 운동 원칙을 넘어서, 삶의 목적이나 지향점을 분명하게 유지하면서 일관된 신념을 추구하게 만드는 원동력으로 작용할 수 있다.

정확하지 않으면 필라테스의 정도에 닿을 수 없다

대충의 태도에는 기적이 없다

정확성은 본질과 핵심을 구별하는 능력이다. 우리가 매사에 정확하지 않은 이유는 정확하게 하는 것이 어렵고 힘들기 때문이다. 다시 말해, 물리적으로는 어렵고, 심리적으로는 힘들다. 우리는 보통, 무언가를 해야 할 때 정확하게 하기보단 대충 하려고 할 때가 많다. "사람의 몸에 가장 심각한 해충은 대충"이라는 말이 있듯이, 정확하게 동작을 취하려면 평상시에 관찰을 잘해야 한다. 관찰을 잘해야 정확한 동작을 할 수 있기 때문이다. 또한 기본기를 잘 닦아야 정확한 동작을 할 수 있다. 그래서 정확성을 갖추려면 기본과 근본을 무시하지 않는 습관을 기르는 것이 중요하다.

영화 〈역린〉에 나오는 중용 23장은 정확성과 관련이 깊다. "작은 일도 무시하지 않고 최선을 다해야 한다. 작은 일에도 최선을 다하면 정성스럽게 된다. 정성스럽게 되면 겉에 배어 나오고, 겉에 배어 나오면 겉으로 드러나고, 겉으로 드러나면 이내 밝아지고, 밝아지면 남에게 감동을 주고, 남을 감동시키면 이내 변하게 되고, 변하면 생육 된다. 그러니 오직 세상에서 지극히 정성을 다하는 사람만이 나와 세상을 변하게 할 수 있는 것이다." 정확성은 정성의 다른 이름이다. 정성을 다하지 않는 정확성은 없다. 정성을 다해 원하는 동작을 만들어내려는 노력이 수반될 때 비로소 정확성을 갖출 수 있다.

강사는 동작을 정확하게 알고 전달해야 한다. 강사가 부정확하거나 잘못된 동작을 가르치는 경우, 동작의 목표와 다른 동작을 가르치게 된다. 정확한 동작이 목표를 달성하는 데 필수이다. 정확하지 않은 동작은 신체적 손상과 효율성 저하를 초래한다. 따라서 강사는 회원보다 더 많이 알고 연구해야 한다. 알고 있는 것을 가르칠 때는 단계의 난이도를 조정할 수 있어야 한다. 가장 쉬운 단계에서 가장 어려운 단계까지의 난이도 조절이 가능해야 한다. 난이도 조절을 할 수 있다는 것은 정확하게 알고 있다는 뜻이다. 많이 공부하고 많이 알고 있어야 정확해질 수 있다. 선생님, 강사, 교육자는 특히 더 많은 것을 알고 수업을 준비해야 한다. 수업받는 회원, 학생, 환자는 깊이 있게 공부한 사람의 내용을 기본으로 가장 쉽게 또는 어렵게, 난이도 레벨에 맞게 설명을 들을 수 있으면 가장 이상적이다.

동작을 정확하게 가르치려면 동작의 시작 자세, 움직임, 동작의 중요 포인트, 동작의 목적, 해부학적인 기본 지식이나 동작을 면밀하게 알고 있어야 한다. 운동 목표뿐 아니라, 이 사람에게 어떤 동작이 효율적이고, 누구에게 수행하면 안 되는지. 터치는 어떻게 해야 효율적이고 어떤 터치가 동작을 더 잘하도록 도울 수 있고, 어떤 터치가 이 동작을 어려워하는 사람에게 도움을 줄 수 있는지도 정확하게 알고 있어야 한다. 일반적으로 처음 동작을 배우는 사람들은 보편적으로 어떤 실수를 하는지, 어떤 몸 상태에서 이 동작을 이해하는지 등 다양한 사례를 가지고 정확하게 접근하기 위해서는 공부를 멈추지 말아야 한다.

동작을 정확하게 가르치기 위해서는 여러 가지 요소를 고려해야 한다. 시작 자세는 건축물의 기둥과도 같은 역할을 하므로 안정성과 효율성에 영향을 준다. 시작 자세가 정확하지 않으면, 부실 공사로 불안정하게 지어진 기둥 위에 건축물을 쌓는 것과 같다. 또한 각 동작의 핵심 움직임과 주요 포인트를 명확하게 설명해야 한다. 이는 움직임을 올바르게 수행할 수 있도록 도와준다. 각 동작의 목적과 몸에 미치는 영향, 운동 효과도 제대로 이해하고 설명할 수 있어야 한다. 각 동작이 몸의 어떤 부분에 목표를 두고 있는지, 해당 근육이 어떻게 작동하는지 해부학적인 기전을 충분히 이해하고, 동작을 더 잘할 수 있도록 도와야 한다.

어떤 사람에게는 특정 동작이 더 효과적일 수 있으며, 다른 누군가에게는 효과가 미미할 수 있으므로, 학습자의 체형과 목표에 따라 적절한 동작을 선택해야 한다. 적절한 터치는 동작의 안정성과 효율성을 향상한다. 학습자의 몸에 직접 손을 대 말로는 부족한 설명을 보완하고, 움직임의 효율성을 높일 수 있기 때문이다. 학습자에게 흔히 나타나는 동작의 현상들을 통계화하여 이러한 오류를 케이스마다 교정하는 방법을 이해하고, 이를 통해 학습자가 올바른 동작을 빠르게 습득할 수 있도록 도와준다. 모든 학습자의 몸 상태는 동일하지 않으며, 각자의 체형과 운동 경험에 따라 동작을 이해하고 수행하기 위한 다양한 방식의 접근이 필요하다. 이러한 요소들을 고려하여 동작을 가르치고 학습자의 이해를 촉진하는 것이 중요하다. 동작을 정확하게 가르침으로써 학습자가 안전하고 효과적으로 운동할 수 있도록 돕는 것이 정확성의 기본적인 목표이다.

그렇다면 정확성을 방해하는 사고방식이나 행동에는 어떤 것들이 있을까? 지나치게 많은 자극이나 정보에 노출되어 산만해지는 경우, 편견을 갖고 사물이나 사람을 편협하게 판단하는 경우, 복잡한 문제나 상황을 지나치게 단순화하거나 과소평가하여 문제의 본질을 파악하지 못하는 경우, 마주한 상황에 충분한 관심을 기울지 않는 경우, 과도한 자신감으로 자신의 판단이 항상 옳다고 믿거나 타인의 의견을 경시하는 경우, 충분한 시간을 투자하지 않고 섣부른 판단을 내리는 경우, 감정에 취해 객관적인 판단을 하지 못하는 경우, 모든 것을 완벽하게 해야 한다는 생각에 사로잡혀 한 동작에 오랜 시간을 소비하거나 자신의 능력을 과소평가하는 경우 정도로 정리할 수 있을 것이다. 이때, 우리는 정확성을 갖추기 어려워진다.

이쯤에서 스스로에게 질문을 던져보자. 우리는 왜 상황을 정확하게 보려고 하지 않을까? 첫째, 불확실한 상황에서 자신의 능력이나 지식에 대한 의심이 들기 때문이다. 다른 사람들로부터 신뢰를 얻기 어렵다고 느낄 때, 또는 실패를 두려워할 때 우리는 상황을 정확하게 보기보다는 회피할 때가 있다. 둘째, 자존감이 낮은 경우 사람들은 자신의 능력을 과소평가하기 때문에 자신을 보호하기 위해 이러한 선택을 할 수 있다. 실패나 비난에 대한 두려움이 생기기 때문이다. 때로는 자신의 논리나 주장을 옹호하기 위해 정확하지 않게 표현하기도 한다. 이는 다른 사람의 비판에 대한 방어기제일 수 있다. 사실에 대한 인정을 꺼리는 경향이 나타날 때도 있는데, 사실을 인정하기가 어려울 때 우리는 일부러 무언가를 숨기거나 정확하지 않게 표현하는 경향이 있다. 마지막으로, 의도적인 허위 정보 전달로 다른 사람들을 속이거나 혼란을 주기 위해 정확하지 않은 정보를 전달하기도 한다.

정확하면 효율적일 수 있다. 이 말은 여러 측면에서 해석될 수 있다. 먼저, 정확한 행동이나 결정은 불필요한 에너지 낭비를 최소화하고 일을 효율적으로 처리할 수 있도록 도와준다. 예를 들어, 업무를 처리할 때 정확한 정보와 계획을 바탕으로 일을 시작하면 수정이나 재작업을 최소화할 수 있다. 이를 통해 시간과 에너지를 절약하고 생산성을 높일 수 있다.

또한 정확한 행동이나 결정은 신뢰를 쌓는 데 도움이 된다. 사람들은 정확하게 일을 처리하는 사람에게 신뢰를 느끼며, 이는 조직 내 협업이나 개인 간 관계에서 중요한 역할을 한다. 정확한 정보와 결정을 토대로 한 행동은 신뢰와 존경을 얻을 수 있는 기반이 된다.

정확함은 결과의 품질을 높이는 데도 기여한다. 예를 들어, 제품을 생산할 때 정확한 기술과 공정을 준수하면 높은 품질의 제품을 만들어내고 고객들로부터 긍정적인 평가를 받을 수 있다.

마지막으로, 정확함은 오류와 실수를 방지하는 데 도움이 된다. 정확한 정보와 행동은 잘못된 결정이나 작업의 가능성을 줄여주며, 비용과 시간의 확인은 효율성을 높이고 문제 예방에 중요한 역할을 한다.

개인적인 측면에서도 정확성은 중요하다. 우리는 일상생활을 하며 다양한 결정의 순간을 맞이한다. 이때, 객관적이고 정확한 정보를 바탕으로 정확하게 판단하고, 후회 없는 결정을 내려야 한다. 정확성과 신뢰성을 기반으로 한 의사결정은 인간관계에서도 긍정적인 역할을 한다. 따라서 정확성은 업무나 개인 생활에서 더 나은 결과를 끌어내기 위해 반드시 고려되어야 하는 삶의 중요한 원칙이자 추구해야 할 덕목이다.

정확해야 지름길을 찾을 수 있고, 정확해야 의사결정도 잘할 수 있다. 정확하지 않으면 지름길로 가는 방법을 알 수 없고, 정확하지 않으면 의사결정도 모호한 상태에서 일어난다. 영어로 정확함을 의미하는 'precision'과 의사결정을 의미하는 'decision'은 같은 어원을 갖고 있다. 정확함은 이미 정확한 의사결정이라는 의미가 있다. 이 용어는 일상생활에서 정확한 결정을 내리는 것의 중요성을 강조하기 위해 사용된다. 정확한 결정을 내리기 위해서는 충분한 정보를 수집하고 분석하여 올바른 판단을 내리는 것이 필요하다. 만약 결정을 내릴 때 정보가 부족하거나 부정확하다면, 잘못된 결정을 내릴 가능성이 커진. 따라서 정확성은 효율적인 의사결정을 이루기 위한 핵심적인 요소 중 하나이다.

실천을 도와주는 윤정 생각

- 정확한 신체 동작을 꾸준히 연습하는 시간을 의도적으로 많이 가질수록 신체적 손상도 줄일 수 있다. 정확한 동작이 어떤 순간에 어떤 느낌으로 일어나는지, 평소 자기 몸을 관찰하고 실제 필라테스 운동 과정에 적용해보자.

- 정확성을 방해하는 개인 차원의 심리적 방해 요소를 열거해보고, 이를 어떻게 극복할 수 있는지 방법을 모색해 내 삶에 적용한다. 그리고 내 주변에 있는 경지에 이른 고수들의 일상적 습관을 조사한 다음, 그들은 어떠한 원칙을 기준으로 정확성을 지켜나가고 있는지 분석해 내 삶에 적용해보자.

- 평소 대충 하려는 마음은 언제 생기는지 생각해보고, 정확성으로 향하게 만드는 자세나 태도, 구체적인 생활 습관을 열거해보자. 반복해서 적용할 수 있는 노력도 중요하다.

- 정확성을 갖추기 힘들게 만드는 원인 중 하나는 '무지'일 수 있다. 무의식적으로 모르는데도 불구하고 알고 있다고 착각해서 대강 하려는 습관은 무엇이 있는지, 이를 해결하는 방법은 무엇일지 고민해 보자.

필라테스에서 배우는
삶의 지혜 4단계

단계마다 쌓이는 작은 승리들

정확한 동작을 어떻게 하는지 알아보기 위해서는 정확한 동작을 하는 사람의 자세나 모습을 지속적으로 관찰해야 한다. 관찰이 통찰을 일으키기 때문이다. 관찰하지 않으면 어떤 동작이 왜 정확한지, 부정확한 동작은 왜 부정확한지를 알 수 없다. 관찰은 깊은 관심과 애정을 갖고 주어진 동작이나 지금 실행되고 있는 동작을 집중적으로 살펴보면서 지속적으로 주의를 기울이는 과정이다. 필라테스의 모든 동작은 동작과 동작의 연결 관계가 리듬을 타고 흐르기 때문에 깊은 관심으로 집중적인 관찰을 하지 않으면 정확한 동작을 모방하기 어렵다.

데이터를 관찰해서 체계적으로 정리하면 정보로 바뀌고, 바뀐 정보를 고찰하면서 문제 상황에 적용하면 어느 순간 통찰이 다가오며 지식으로 탄생한다. 창조된 지식을 어제와 다른 문제 상황에 적용하면서 성찰을 반복하면 지혜로 거듭난다. 필라테스 동작을 정확하게 잘 배우기 위해서는 관찰을 잘해야 한다. 필라테스 매트 동작은 다른 운동과도 많이 비슷해 보인다. 신체 구조상 팔다리 움직임은 관절 내에서 움직이기 때문에 그렇게 보인다. 사진으로 보면 모양이 비슷하니 이전에 봤던, 아니면 알고 있던 동작으로 수행하기 쉽다. "김치도 집집마다 맛이 다르고, 사돈집 오이 먹는 방법도 다르다."라는 말이 있다. 동작은 비슷해 보여도 동작을 집중적으로 관찰해서 분석해보면, 미세한 움직임의 차이가 드러난다. 새로운 운동을 배울 때 회원도 강사도 관찰을 잘해야 하는 까닭이다.

유영만 교수님이 진행하는 조찬 강연에 초대받아 참석했었다. 강의 중 로댕의 '생각하는 사람'을 몸으로 표현해보라고 하셨다. 참석자 모두 아는 작품이니 빠르게 움직였다. 나도 곧바로 오른 다리를 왼 다리에 올리고 오른쪽 팔꿈치를 무릎 위에 올렸다. 나를 비롯해 주변에 있던 모든 분이 눈빛을 교환하며 미소를 지었다. 곧 교수님께서 큰 화면에 띄워 놓은 조각상의 모습은 생각과 달랐다. 두 발은 골반 너비로 벌어져 있고 오른쪽 팔꿈치는 왼쪽 무릎 위에 올려져 있었다. 아차 싶었다. 수없이 봤다고 생각했던 로댕의 생각하는 자세를 그대로 따라 하지 못했던 이유는 평상시 관찰하지 않고 대충 봤기 때문이다. 유심히 관찰한 사람은 로댕의 모습과 동일하게 자세를 취할 수 있다. 이때 깨달았다. 깊은 관심을 갖고 유심히 관찰하지 않으면 봐도 본 것이 아니라는 것을.

나도 필라테스 동작을 지도할 때마다 교육생과 회원들에게 이렇게 강조하곤 한다. "익숙하다고 생각되는 동작일수록 무의식적으로 반복하지 말고, 정확히 듣고 이해한 대로 몸이 움직이도록 집중해보세요." 필라테스가 요구하는 정밀한 움직임을 의식적으로 받아들이고, 그 감각이 몸에 자연스럽게 스며들도록 연습하는 것이 중요하다. 필라테스 동작을 정확하게 하라고 했던 나 자신도 그런 오류를 무의식적으로 반복하고 있음을 발견했다. '왜 자세히 관찰하지 않았고, 왜 자세히 보지 않았을까?' 후회와 반성을 했다. 관찰과 고찰, 통찰과 성찰을 자료, 정보, 지식, 지혜로 발전하는 단계에 비추어 자세히 살펴보면 색다른 깨달음을 얻을 수 있다.

관찰, 고찰, 통찰, 성찰에 비추어 필라테스도 4단계로 나누어 생각해보면 많은 시사점을 얻을 수 있다. 필라테스를 배우고 익혀가는 과정은 마치 우리의 삶에서 경험하고 성장하는 여정과도 같다. 이 과정은 반복되는 움직임 그 자체에 머무르지 않고, 몸과 마음의 깊은 연결을 이루며 내면의 통찰로 확장되는 의미 있는 여정이다.

1. 데이터는 '관찰': 첫 단계의 중요성

데이터는 우리의 눈에 보이는 가장 기본적인 것들, 즉 관찰의 대상을 의미한다. 필라테스를 배우는 초기 단계에서 각 동작을 '데이터'로 기본적인 움직임에 관심을 갖고 세밀하게 관찰할 필요가 있다. 이 단계에서는 동작 하나하나 정보를 입력하는 과정이 필요하다. 이때 중요한 것은 끊임없는 관찰이다. 자신이 어떻게 움직이고 있는지, 몸의 위치와 균형이 어떻게 변하는지를 인식하고 관찰하는 것이 필라테스의 첫걸음이다. 필라테스 동작에서는 몸 상태, 근육의 반응, 호흡의 흐름까지 모두 데이터에 해당하며 관찰의 대상이다. 이 데이터는 이후 단계로 넘어가는 기반을 형성한다.

2. 정보는 '고찰': 의미를 발견하는 과정

데이터가 모이면 정보가 된다. 정보는 관찰된 사실에 대한 고찰을 통해 의미를 부여한다. 필라테스 동작에서 몸의 각 부분이 어떻게 움직여야 하는지, 왜 그렇게 해야 하는지를 이해하는 것이 바로 이 단계이다. 이때 동작 하나하나에 대해 더 깊이 고찰하기 시작한다. 예를 들어, 왜 복근을 중심으로 힘을 모아야 하는지, 왜 어깨와 골반의 위치를 조정해야 하는지를 스스로 고민하고 그 의미를 깨닫는 과정이다. 여기서 중요한 것은 자신의 몸이 어떻게 반응하는지를 더 깊이 이해해야 한다는 점이다. 필라테스의 원리는 이 단계에서 더욱더 구체적이다. 호흡, 집중, 조절, 중심화 같은 원리들이 왜 필요한지, 몸에 어떻게 적용되는지를 깊이 고찰하는 것이 필수적이다. 자료가 체계적으로 축적되어 일정한 패턴이나 규칙을 갖게 되면 미래의 현상을 예측하는 힘도 그만큼 커진다.

3. 지식은 '통찰': 깊은 이해로의 도달

지식은 정보의 축적을 통해 형성되며, 이를 바탕으로 통찰을 얻게 되는 단계가 된다. 필라테스에서는 동작을 반복하면서 몸의 움직임을 체계적으로 이해하게 되고, 동작의 원리와 몸의 반응 사이에 깊은 통찰이 생겨난다. 그 동작이 몸에 어떤 변화를 일으키는지, 근육과 신경이 어떻게 협력하는지를 통찰하게 된다. 몸의 미세한 조정이 어떻게 전체적인 균형을 유지하는 데 중요한 역할을 하는지, 동작의 흐름이 몸의 흐름과 연결되는지를 명확히 이해하게 되는 순간이다.

이러한 통찰은 필라테스의 정확성을 높이는 데 필수적이며, 자기 몸을 더욱 깊이 이해하는 길로 이끌어준다. 이 통찰을 통해 자기 자신을 더 잘 이해하게 된다. 동작 하나하나에 집중하면서 스스로 몸과 마음이 어떻게 연결되어 있는지를 느끼고, 이 과정에서 얻는 깨달음이 바로 지식이다.

4. 지혜는 '성찰': 내면의 깨달음

마지막 단계는 지혜, 즉 성찰을 통해 탄생하는 암묵적 노하우다. 필라테스에서 지혜는 몸과 마음의 완전한 조화를 깨닫는 것을 의미한다. 이 단계에서는 몸의 움직임뿐만 아니라 마음의 상태, 정신적인 평화, 그리고 내면의 균형을 찾게 된다. 성찰은 필라테스를 통해 얻게 되는 최종적인 깨달음으로, 자신의 몸과 마음을 되돌아본다. 이 성찰을 통해 삶의 지혜를 얻는다. 필라테스에서 얻는 몸과 마음의 조화는 일상생활에서도 큰 영향을 미치며, 더 나아가 자신의 삶을 성찰하는 데 중요한 역할을 한다. 이 지혜는 몸의 정확한 사용법과 삶 전체에 대한 깨달음과 깊은 성찰을 포함한다. 자신이 왜 이러한 움직임의 연습을 하고 있는지, 그것이 삶에서 어떤 의미를 갖는지 깨닫는 것이 바로 이 단계에서 이루어진다. 지혜는 말로 설명할 수 없는 궁극적인 경지다. 지혜는 배우는 것이 아니라 부단히 연습을 통해 몸으로 익히는 것이다.

필라테스는 깊은 변화와 성장을 가져오는 과정이다. 관찰을 통해 현재 상태를 인식하고, 동작 하나하나를 데이터로 받아들인다. 고찰을 통해 그 동작들이 어떻게 영향을 미치는지 이해하고, 더 나은 방법을 모색한다. 통찰은 그 과정을 반복하며 얻게 되는 깊은 이해로, 동작의 목적과 의미를 스스로 깨닫는 단계이다. 성찰은 이 모든 과정을 종합하여, 필라테스와 삶의 조화를 이루고, 더 나은 방향으로 자신을 발전시키는 지혜의 단계이다.

이 4단계는 필라테스에서만 적용되는 것이 아니라, 일상에도 그대로 적용된다. 새로운 일을 배우거나 도전에 직면할 때, 먼저 관찰을 통해 현재 상태를 인식하고, 고찰을 통해 그 문제의 본질을 이해하며, 통찰을 통해 해결책을 찾고, 마지막으로 성찰을 통해 자신을 돌아보고 성장할 수 있다. 필라테스는 삶의 모든 과정에 지혜를 더해주는 강력한 도구다. 몸의 움직임을 통해 삶을 더 깊이 이해하고, 스스로 돌아볼 수 있게 된다.

실천을 도와주는 윤정 생각

- 정확한 동작은 하루아침에 저절로 일어나지 않는다. 진지한 실천을 반복하다 보면 자기도 모르는 사이에 몸에 배는 습관의 산물이다. 작은 동작도 하찮지 않게 생각하고 실전처럼 신중하게 동작을 반복할 때 정확성은 자신도 모르게 생긴다.

- 작은 동작도 유심히 관찰하는 습관을 들인다. 관찰 없이 고찰이 일어나지 않고, 고찰의 다리를 건너지 않고 통찰의 경지에 이를 수 없으며, 통찰 없는 성찰은 지혜를 낳지 못한다. 사소한 순간도 놓치지 않고 관찰하고 메모하는 습관을 들이면 의외의 순간에 통찰이 불현듯 찾아온다.

- 정확한 동작은 꾸준히 자신의 몸 움직임을 관찰하면서 기록하고, 어느 순간에 어떤 움직임이 어떻게 일어나는지 살펴보고 다음 동작으로 연결되는 리듬을 이해할 수 있을 때 비로소 얻게 되는 꾸준한 노력의 산물이다.

반복된 노력으로 다져지는 정확성

반복은 최고의 교사다

정확한 동작은 기본기를 철저히 닦는 과정에서 생기는 노력의 산물이다. 기본기를 갖추지 않으면 정확한 동작을 기대하기 어렵다. 기본기가 갖춰져 있지 않으면 정확한 동작을 아무리 설명해도 알아듣기 어려운 경우가 발생한다. 기본기가 철저하게 갖춰져야 자기 나름의 필살기도 개발할 수 있다. 기본기는 기반이다. 흔들리지 않는 기반이 있어야 그 위에서 정확한 동작의 꽃을 피울 수 있다.

정확한 동작과 자세를 취하려면 고수들이 따르는 모든 단계를 좇아가야 한다. 정확성은 체계적으로 단계를 이행하는 노력이나 과정에서 나오는 결과다. 정확성은 한두 번의 노력으로 달성되는 일회성 산물이 아니다. 정확한 경지에 이르려면 일정한 단계를 체계적으로 반복하는 수

고가 따라야 한다. 정확해야 기본기를 체득할 수 있다. 정확하게 알아야 제대로 아는 것인데 피상이나 곁가지를 아는 것으로 착각할 때 정확한 동작이 나올 수 없다. 과정이 정확해야 결과도 정확해진다. 과정이 정확하지 않은데 결과가 정확할 수 없다. 정확한 동작은 머리로 계산해서 아는 것이 아니라 몸으로, 움직임으로 정확하게 해 봐야 적확하게 알 수 있다. 과정의 아름다움이 결과의 아름다움을 보장하듯, 과정에서 보여주는 미세한 동작의 모든 합이 결과의 아름다운 동작을 정확하게 만든다.

정확성에 이르는 한 가지 방법은 검도에서 사용하는 수파리(修破理 지킬 수, 파괴할 파, 이별할 리)단계를 따르는 것이다. 검도의 경지에 이르는 수파리 단계를 필라테스의 정확성에 도달하기 위한 효과적인 접근으로 3단계로 나누어서 생각해볼 수 있다.

'수'는 필라테스 기본기를 철저히 연마하는 단계다. 이 단계는 단조롭고 반복적인 훈련이 요구되며, 꾸준한 인내심과 집중력이 필요하다. 하지만 이 기초가 제대로 닦여야만 이후의 모든 응용 동작이 자연스럽고 자유롭게 이어질 수 있다. 수는 겉으로 드러나지 않지만 내면의 힘을 기르는 가장 근본적이고 중요한 시기이며, 필라테스의 정밀성과 정직함이 축적되는 단계다.

'파'는 기본기를 기반으로 자신의 신체 조건과 움직임 감각에 맞는 방식으로 동작을 조율하고 확장해가는 단계다. 이 단계는 기본 원리를 바탕으로 다양한 시도와 조정을 통해 보다 정밀하게 몸을 이해하고 적용하는 과정을 의미한다. 시행착오를 통해 동작의 적절한 강도, 각도, 호흡의 흐름 등을 스스로 조율하면서, 자신에게 최적화된 움직임을 찾아가는 응용의 시간이다. 이는 단지 동작의 변형이 아니라, 내 몸의 반응을 인식하고 조절하는 능력을 깊이 있게 확장해가는, 필라테스의 진정한 실천력과 연결되는 핵심적 단계다.

'리'는 지도자의 틀에서 벗어나, 배운 원리를 바탕으로 자신만의 신체 감각과 움직임에 대한 해석을 정립하는 단계다. 이른바 '청출어람'의 시기로, 필라테스의 원칙을 내면화하고 자기 몸의 구조와 리듬에 맞게 정교하게 적용해나가는 과정이다. 자신의 신체 인식과 조절 능력을 극대화하여, 정밀하고 일관된 움직임으로 자신만의 깊이 있는 연결을 만들어낸다. 같은 필라테스 동작이라도 누가, 어떻게 구현하느냐에 따라 움직임의 정확성과 내면의 통합 수준이 달라지며, 이는 고유한 전문성을 드러내는 기준이 된다.

필라테스에서 정확한 동작을 익히기 위해서는 기본기를 충실히 배우고 반복적으로 체화하는 과정이 반드시 필요하다. '수·파·리'의 단계처럼, 학습자는 먼저 기초 원리를 정확히 익히고 신체에 안정적으로 적용하는 연습을 거친 후, 점차 자신에게 맞는 방식으로 동작을 조율하고 확장해나가게 된다. 이 과정은 창의적 움직임을 만들어가는 기초가 되며, 모든 응용은 정확한 기본기 위에서만 가능하다. 기본기를 닦는 시간은 단조롭고 오래 걸릴 수 있지만, 이 시간을 통해 몸은 더 섬세하게 반응하고, 동작은 더 깊이 있게 정교해진다. 결국, 필라테스에서의 정확성은 느리지만 확실한 축적의 결과다.

정확성의 또 다른 의미는 적확的確, 즉 정확하게 맞아 조금도 틀리지 않는 정확성이다. 정확하지 않으면 신뢰가 쌓이지 않는다. 적확은 과녁 '적', 확실할 '학'이 말하는 것처럼 상황에 딱 맞는 확실함이다. 정확성은 정보만 가지고 얻을 수 없다. 전문가의 영역은 내가 가지고 있는 기술을 이론과 실습을 통해 습득하고 체화해 가치를 인정받고 비용을 받는 것이다. 정보가 넘쳐나는 디지털 정보화 시대에, 정보 자체가 내 것이라 착각하면 안 된다. 정보는 인터넷과 책으로 충분히 찾아낼 수 있다. 세상에 떠도는 정보를 자기만의 색으로 소화하지 못하는 전문가는 초보자와 다를 바 없다. 전문가 집단에서 위험한 초보 전문가의 경우 정보를 찾기만 하거나, 전문 서적을 구매만 하고 책으로 대리만족하는 경우다. 책을 읽거나, 정보를 찾는 단계에서 머무르면 몸으로 체화하는 경험을 하지 않았기 때문에 전문성의 깊이가 얕다. 전문성은 다양한 경험이 여유로움으로 유연함이 배어나야 한다. 결국은 시간의 축적이다.

한식 조리사 자격증을 얼마 전 취득한 사람이 곧바로 음식점을 개업

한다고 가정해 보면 답이 오히려 더 빨리 나올 듯하다. 요리야말로 너무나 많은 변수를 가지고 각자의 다양한 능력을 발휘해야 하는 분야다. 전문성을 요구하는 모든 직업의 공통적인 특징이라고 생각한다. TV를 거의 안 보는데 아주 오래전 한 프로그램에서 초밥 전문 요리사가 손에 쥐어진 밥알의 개수를 정확하게 맞히던 장면이 뇌리에 남아있다. 그는 그동안 얼마나 많은 초밥을 만들었을까? 얼마나 다양한 밥을 경험했을까? 물의 양이 많은 밥, 적은 밥, 설익은 밥. 밥은 전기밥솥이 한다고 하더라도 한 번에 주먹에 쥐는 그립감을 위해 얼마나 노력했을지 상상이 된다. 정확성은 이처럼 무수한 반복을 통해 무의식적으로 일정한 패턴을 찾아가는 과정에서 생기는 인고의 결과다.

고수는 어느 분야에서든 공통적인 특징이 있다. 일정한 단계적 절차를 거쳐야 완성된다. 노력의 시간을 거치지 않고 경지에 이른 사람은 단 한 명도 없다. 물론 머리가 좋거나 손재주가 좋거나 다양한 개인의 능력치가 다르니 누적 시간의 차이는 있겠지만 전문가는 딱 보면 서로를 알아본다. 그래서 그 사람의 내공의 깊이가 어느 정도인지 단단함과 유연함으로 드러난다.

실천을 도와주는 윤정 생각

- 고수는 갑자기 자기만의 컬러나 스타일에 맞는 필살기를 개발하지 않는다. 매 동작을 단순 반복하지 않고 그때마다 느끼는 몸의 감각을 기록하고 정리해서 무수하게 반복하는 과정에서 자기만의 아우라가 우러나오는 동작을 한다. 그때 동작은 기술이 아니라 예술이다.

- '수파리' 단계를 필라테스에만 적용하지 말고 반복되는 일상생활 가운데 뭔가를 배우고 익히는 과정에 대입하고 적용해본다. 배움과 익힘이 반복되면서 새로운 전문을 체득하는 소중한 깨달음의 과정이 될 것이다.

- 자기만의 필살기를 개발하기 위해서는 어제와 다르게 동작을 바꿔보는 연습도 필요하다. 기본기를 바탕에 두고 응용 동작을 자기만의 몸동작으로 연습하다 보면 몸으로 느낌이 오는 순간이 있는데, 그 순간을 몸으로 기억해보려는 노력을 반복할 때 다른 사람과 차별되는 동작을 개발할 수 있다.

정확성은 신뢰의 지표이며, 성공의 근간이다

섬세함이 만드는 단단한 기반

과정의 정확성은 현재 결과의 기반이 된다. 과정에서 작은 오차가 발생하면 결과물도 오류가 있을 가능성이 크다. 반대로, 과정 속 정확성이 충분히 체득되어 있다면, 결과 또한 더욱 정밀하고 안정적으로 나타날 가능성이 크다. 예를 들어, 동작을 부정확하게 수행하면 올바른 근육의 활성화나 신체 균형 유지에 필요한 효과를 충분히 얻기 어려울 수 있으며, 장기적으로는 효율성이 떨어질 수 있다. 해부학적 기준에 맞는 정확한 동작 수행은 근력 발달은 물론, 필라테스의 본질적인 효과를 온전히 경험하는 데 핵심적인 역할을 한다.

예를 들어, 필라테스의 '숄더 브리지shoulder Bridge' 동작에서는 엉덩이와 허벅지 근육이 주로 사용되는데, 동작을 부정확하게 수행하면 이 근육들이 부하를 골고루 받지 못한다. 또한 허벅지 앞쪽이나 등을 너무 많이 사용하는 경우 균형이 깨지며, 다리에 과도한 스트레스가 발생할 수 있다. 시작 자세부터 부정확한 동작은 관절에도 부담을 줄 수 있다. 브리지 동작에서는 골반을 들어 올리는데, 이때 골반이 치우치는 등 부정확한 자세로 수행할 경우, 척추나 골반이 비뚤어지며 관절에 부담이 커질 수 있다.

정확성은 신뢰의 근간이다. 정확한 행동과 결정은 타인에게 신뢰를 줄 수 있는 가장 확실한 방법이다. 정확함은 단순한 정확성을 넘어서 꾀를 부리지 않고 대충하지 않는 정도正道를 걸어서 이루어진다. 정확성을 얻기 위해서는 요령을 피우거나 기교를 부려서는 안 된다. 정당한 방법으로만 얻어낼 수 있기 때문이다. 그래서 고수는 고수를 알아보는 안목이 있다. 경지에 이르기까지, 정당한 방법을 통해 최선을 다한 경험이 있으니까. 다시 말해, 정확함은 정도를 걸어야만 얻어낼 수 있다.

정확하지 않으면 목표를 달성하기 어렵다. 부정확한 행동으로 오해가 생기거나 신뢰가 훼손될 수 있기 때문이다. 또한 실수와 오류가 발생할 가능성이 커지며, 이는 업무나 대인관계에서 부정적인 결과를 초래할 수 있다. 정확성은 목표를 달성하고 신뢰를 쌓기 위한 핵심적인 가치이다. 정확성은 업무의 효율성과도 밀접한 관련이 있다. 정확한 정보를 바탕으로 한 행동은 시간과 에너지 절약에 도움이 되고, 업무를 원활하게 진행할 수 있게 한다. 정확한 정보를 기반으로 한 의사결정은 더 나은 결과를 가져오고, 업무 프로세스의 최적화에 기여한다. 따라서 정확성을 유지하는 것은 업무의 성과와 개인의 성공에 있어서 중요한 요소로 작용한다.

사람 사이에 신뢰를 쌓기 위해서도 정확성이 중요하다. 신뢰의 기본은 약속이며, 정확성은 약속을 지키는 것에서 출발한다. 시간 약속을 잘 지키고 그 이외의 업무를 정확하게 처리하는 것은 신뢰를 쌓는 데 중요한 역할을 한다. 따라서 정확성은 그 사람의 신뢰성과 업무 능력을 함께 나타내는 지표다.

정확성은 또한 자신과의 신뢰 형성에도 도움이 된다. 정확한 행동과 결정을 통해 자신감도 높아질 수 있기 때문이다. 이렇게 얻은 자신감은 타인과의 상호작용에서도 중요한 역할을 한다. 자신감이 높은 사람은 적극적으로 대화하고, 타인과의 관계도 적극적으로 발전시키며, 협력적인 태도를 보이는 경향이 있다.

실천을 도와주는 윤정 생각

- 무엇을 하든지 정확하게 알고 정확하게 추진하는 방법이 무엇인지를 습관화하는 노력이 중요하다. 자세와 태도가 느슨해지고 현실과 타협하려는 순간이 많아질수록 정확성도 같이 실종된다.

- 정확성은 신뢰의 근간이다. 인간관계에서 신뢰가 무너지는 경우가 많은데 정확하지 않을 때 많이 발생한다. 시간을 정확하게 지키고 정확한 정보를 기반으로 행동해 신뢰를 쌓아보자.

- 정확성을 얻기 위해서는 한 번에 만들어내는 방법에 매몰되지 말고, 작고 사소한 일에도 온 힘을 다해 노력해야 한다. 사소한 일에도 정확성을 지키려는 생활 습관을 만들자.

- 정확성은 숫자로 말하는 정교한 계량뿐만 아니라, 숫자로 표시할 수는 없지만 감각적으로 판단하는 다양한 생각과 감정에도 적용된다는 점을 명심하자. 매사에 정확성을 기하려는 치밀한 노력과 자세가 올바른 몸과 마음을 만드는 기반이 됨을 명심하자.

정확한 동작으로
몸과 마음이 연결된다

정확함은 곧 진심이다

    정확한 동작은 몸과 마음이 서로 협력하여 신경과 근육이 동시에 활발하게 작용할 때 가능하다. 반복적인 연습을 통해 몸은 점점 더 정확성을 기억하고, 최종적으로 몸은 더 이상 생각하지 않고 완벽하게 동작을 수행할 수 있게 된다. 이처럼 정확성은 몸과 마음의 조화로움을 의미한다. 동작 실행에서 정확성은 로봇처럼 절대적 각도를 맞춰야 함을 의미하는 것은 아니다. 회원이 동작을 처음부터 완벽하게 잘할 수는 없다. 단, 지도자는 처음부터 정확하게 설명해야 하고, 운동 목표에 따라 정확한 움직임을 이루어내는 과정을 거쳐야 한다.

    필라테스는 몸의 사용설명서이고, 몸의 질서와 내면의 균형을 세워가는 삶의 방식이다. 20년 동안 필라테스를 하면서, 그 본질이 몸을 다루는 기술을 넘어 삶을 다루는 철학이라는 것을 깨달았다. 필라테스는 몸과 마음의 관계를 재정립할 기회를 주며, 그 핵심에는 정확성이 있다. 필라테스는 다른 운동처럼 기록이나 성과를 강요하지 않는다. 누구와도 경쟁하지 않고, 오로지 자기 몸과 마음에 집중하는 과정이다. 중요한 것은 내가 지금, 이 순간 내 몸이 허락하는 범위만큼 정확한 방향으로 수행하는 것이다. 곧 자기 이해와 자기 수용의 과정이라 할 수 있다. 동작을 수행하면서 남과 비교할 필요도 없다. 필라테스는 오늘의 나와 어제의 나를 비교하며, 조금씩 나아지는 과정을 존중하는 운동이다. 필라테스에서의 비교 대상은 다른 사람이 아니라 어제 내가 했던 움직임이다.

필라테스에서 말하는 정확성은 외적으로는 동작의 기술을, 내적으로는 스스로 몸과 마음을 있는 그대로 받아들이고, 현재의 나를 사랑하고 존중하는 태도를 뜻한다. 정확한 동작은 근육의 미세한 움직임을 조정하는 것도 있지만, 몸과 마음이 같은 목적을 향해 가도록 조율해야 한다. 이를 통해 자신을 더 깊이 이해하고, 진정한 내면의 힘을 찾게 된다. "필라테스에서 속도나 난이도보다 중요한 것은 개개인의 현재 상황에 맞도록 정확하게, 동작마다 필라테스의 원리를 적용하고 몸에 맞게 소화하는 과정에서 비로소 내면의 성장을 경험하게 된다.

정확성은 그 자체로 자신의 한계를 인정하는 것이다. 우리는 그 한계 안에서 최선을 다해야 한다. 한계는 더 이상 성장할 수 없다는 뜻이 아니다. 오히려 그 안에서 나 자신을 이해하고 점차 확장해 나가는 기회가 될 수 있다. 필라테스는 이 경계를 존중하되, 부드럽게 밀어붙이며, 한 걸음씩 발전하는 것을 권장한다. 필라테스는 고통 없는 동작을 추구한다. 보통 필라테스를 처음 경험하는 몇몇 분들이 죽을 듯 힘들다는 표현을 하는데, 이는 오해다. 통증은 몸이 보내는 신호이며, 이는 우리의 한계 지점일 수 있다. 동작의 이미지를 보고 모양, 각도만 맞추기 위해 고통스럽고 괴로운 통증을 감수하는 것은 필라테스가 추구하는 방향이 아니다. 통증의 신호가 주는 메시지를 해석하여 더 나은 방향으로 나아가야 한다. 통증과의 대화를 통해 몸이 더 건강한 상태로 나아갈 수 있는 길을 열어줄 수 있기 때문이다. 이 또한 필라테스를 단순한 운동이 아닌, 몸과 깊은 대화이자 자신과의 관계를 다시 세우는 과정이라 말하는 이유이다.

필라테스 지도자는 보여지는 동작의 외적인 완벽함 그것만 강조하기보다는 조화로운 동작의 연습을 강조한다. 필라테스는 몸과 마음의 조화를 이루는 과정이기에, 그 안에서 동작의 정확성은 외적인 완벽함이 아닌 내적인 일치를 의미한다. 호흡과 움직임, 그리고 나의 의도가 하나로 결합할 때 동작을 완전하게 수행했다고 할 수 있다. 그 과정은 자신에게 더 깊이 다가가는 기회가 될 수 있다. 20년 동안 필라테스를 통해 얻은 깨달음은 '정확성은 곧 진실성'이라는 것이다. 내 몸에 대한 진실성과 내 마음에 대한 진실성이다. 필라테스는 그저 45도 각도, 5cm와 같은 단순한 정확성을 요구하는 운동이 아니다. 몸이 중심으로부터 어느 방향을 움직이고 있는지, 내가 지금 어디에 있는지, 어디로 나아가고자 하는지를 끊임없이 묻고 이 질문에 성실히 답할 때, 몸과 마음의 균형을 찾고 그 균형 속에서 진정한 성장을 이룰 수 있다.

정확성의 성장은 언제나 지금, 여기서 시작한다. 한 동작만 완벽하게 수행하기보다는 그 동작을 통해 지금의 나를 정확히 이해하고, 그 이해를 바탕으로 한발 더 나아가는 것이 핵심이다. 필라테스는 마치 나무가 뿌리를 깊게 내리듯, 내 몸과 마음의 뿌리를 깊이 내려 안정감을 찾는 과정이다. 뿌리가 단단해지면, 그 위에서 우리는 자유롭게 성장할 수 있다.

결국, 필라테스는 삶의 축소판이다. 하루하루 나아가는 과정에서 더 나은 자신을 만나게 된다. 그 여정에서 끊임없이 자신의 상태를 정확하게 인식하고, 매 순간을 소중히 여기며, 더 건강하고 균형 잡힌 방향으로 나아간다. 필라테스는 이 여정에서 몸과 마음의 동반자가 되어주며, 성장할 수 있도록 묵묵히 이끌어준다. 잘못된 습관으로 몸이 굳어지지 않도록 하고, 신체의 균형과 중심을 맞추며 부상의 위험을 줄이는 데 매우 큰 역할을 한다. 정확한 동작을 배울 때 근육 하나하나를 느끼며 전체의 조화로움을 경험하고 마음은 현재 동작에 집중하게 된다. 이러한 집중력은 단순히 몸의 기능을 강화하는 그 이상으로 정신적인 안정과 마음의 평화도 얻을 수 있게 한다. 이처럼, 정확성은 몸과 마음의 조화를 이

뤄내는 역할을 한다.

　작은 일도 실천하면 자존감이 올라간다. 멜 로빈스의 『5초의 법칙』을 읽고 빠른 실행력을 키우는 데 큰 도움을 받았다. 이 책에서는 생각 후 5초 이내에 실행하는 법칙을 소개한다. 할까 말까 고민하고 핑계를 찾기보다는, 생각하고 곧바로 실행하는 능력이다. 5초 실행을 시행한 이후 몸과 마음에 대한 자신감이 올라갔다. 누구나 실행을 두려워하거나 어려워한다. 또는 너무나 쉬워서 미루기도 한다. 몸과 마음이 하나로 연결되어 있으면 무언가를 빨리 실행할 능력이 생긴다. 생각하고 스스로 몸을 컨트롤하는 필라테스는 몸과 마음을 하나로 연결한다. 행동이 민첩해지되 모든 순간 전신을 컨트롤하기에 자존감이 올라가는 운동이다.

　그래서 나는 매일 아침, 고민 없이 '모닝 필라테스'로 하루를 시작한다. 몸을 일으키고 간단한 움직임으로 몸과 마음을 깨우며, 샤워의 마지막 단계에서는 찬물로 전환한다. 찬물 샤워는 '할까 말까' 망설이는 시간을 줄이고, 바로 실행으로 옮기는 연습 중 하나다. 손끝으로 찬물을 틀어내는 짧은 순간, 정신이 맑아지고, 하루를 적극적으로 살아가려는 에너지가 솟는다. 물이 몸을 깨우고, 몸이 나를 다시 일으킨다. 이렇게 5초의 법칙처럼 빠른 실행력은 삶의 리듬을 조율하고, 작지만 강력한 실천이 쌓여 자기 신뢰와 자존감을 높여준다.

실천을 도와주는 윤정 생각

- 정확성을 가르치는 과정에서 중요한 것은 서두르지 않고, 수강생들이 자신의 몸을 느끼고 인식할 수 있도록 돕는 것이다. 동작에서 정확성을 인지하는 데 시간이 걸릴 수 있지만, 그 시간이야말로 그들의 몸과 마음이 조화를 이루는 귀중한 과정임을 잊지 말아야 한다.

- 정확성에 이르는 과정은 자신감, 인내 그리고 삶의 균형을 찾는 데 큰 도움이 될 것이다. 삶도 필라테스의 원리처럼 하나하나 세심하게 다듬고 조화를 이루어 정성을 다하면 작은 변화로 큰 변화를 일으킬 수 있다. 이 점을 기억하고, 몸과 마음의 합작품으로서 나아가기를 바라는 마음이다.

- 정확성은 동작의 기술도 중요하지만, 마음 자세에서 비롯되는 보이지 않는 동작의 아름다움을 포함한다. 정확성을 기술로 배우려고 하기보다 정확한 자세를 유지하며 마음을 흔들리지 않게 먹을 때 자연스럽게 몸에서 나오는 동작이라고 생각하자.

의도적 반복이
무의식적 습관이 되는 순간

연습이 본능이 되는 경지

잘못된 동작이 몸에 배어 있는 경우는 잘못된 길이 나 있는 것과 같다고 볼 수 있다. 정확하게 알고 있는 동작이 정확하게 스며드는 경우에는 단계별 성장이 가능하다. 한 단계씩 단계를 높이는 성장은 결국 완성된 동작을 만들어 낼 수 있기 때문이다. 부정확한 동작이 몸에 습관처럼 배어 있는 경우는 잘못된 부분을 재인식해서 수정하는 데 많은 시간과 노력이 필요하다. 또한 올바른 동작을 습관으로 만드는 데에도 비교적 오랜 시간이 걸린다.

예를 들어, Roll Up(척추를 둥글게 말아서 올라오는 동작)에서는 복직근과 다열근이 단축성 수축과 신장성 수축이 함께 짝을 이루어 발달하게 된다. 복부의 힘이 약하면 올라오면서 보완으로 두 무릎을 구부리고 두 손으로 허벅지 뒤를 잡고 올라온다. 일정 시간이 지나 파워하우스가 강화되고 복직근과 다열근이 발달하면 다리를 구부리고 잡지 않고 올라올 수 있게 된다. 잘못된 동작을 수행할 경우, 몸을 옆으로 비틀며 좌우로 움직이게 되면 의도한 주된 근육이 아닌 주변 근육들이 대신 활성화되어, 원래 강화하려는 부위의 자극이 분산된다. 이는 결국 핵심 근육의 강화 시간이 줄어들고, 운동 효과가 떨어지는 결과로 이어질 수 있다. 선택과 집중해서 한꺼번에 온 힘을 한데 모아 일어나는 연습을 반복하면 목적하는 바를 빨리 이룰 수 있는데, 그렇지 않고 주의력이 분산되면 여러 번 반복해도 의도하는 목적을 이루는 데 많은 시간이 소요된다.

단지 시간만 늦춰지는 것이 아니다. 뇌에서는 처음에 받아들이는 회로가 시스템으로 적용되어 자리 잡고 나면 익숙한 방법으로 자꾸 하려는 습성이 있기 때문이다. 한번 잘못 길들이면 습관적으로 잘못된 방식으로 행동하려고 한다. 처음에 인지했던 방법으로 처리하려는 습성 때문에 잘못된 동작을 한 번 하고, 다시 제대로 된 동작을 하면 두 번, 세 번 반복하는 비효율적인 시간을 소비하게 된다.

길을 찾아갈 때 잘못 들어서는 경우가 비일비재하다. 이때 우리는 보통 왜 어디서부터 잘 못 들어섰는지를 따져보지 않고 무의식적으로 왔던 길로 다시 가려고 한다. 사실은 그 길로 가는 방법도 잘못 가는 길일 수 있다. 잘못 들어선 길을 제대로 찾아가는 방법은 원점에서 다시 생각한 다음, 나의 현 위치를 점검해보고 어디로 가려고 했는지를 생각해보는 것이다. 처음 찾아가는 길을 잘못 찾아 다시 돌아가면 에너지가 분산된다. 한 번 시행한 일을 다시 하다 보면, 시간과 에너지를 낭비하게 되고 감정의 동요도 일으키게 된다.

움직임도 그렇다. 머리로 인지하고 알고 있는 것을 그대로 수행해 낼 수 있는 능력은 뛰어난 역량이다. 본인이 생각한 내용을 글로 적을 수 있는 능력, 음악으로 만들 수 있는 능력, 그림으로 그려내는 능력 같은 것들 말이다. 필라테스를 꾸준하게 습관적으로 반복하고 나면 움직이는 능력이 정착된다. 이렇게 습관적으로 몸이 정착되면 나중에 몸과 마음이 녹슬고 노후가 되어 잘 쓸 수 없을 때도 아주 익숙한 움직임으로 몸의 기능을 수행할 수 있게 될 것이다. 정확한 동작을 습관적으로 반복했으므로 몸과 마음이 노화해도 올바른 방향을 추구하려는 무의식적인 움직임이 살아난다.

빠르게 성과가 나오지 않더라도 정확하게 관찰하고 잘못된 부분을 수정해서 공부하면 단계별로 성장하는 습관을 만들 수 있다. 의도적으로 생각하지 않더라도 몸이 기억해서 자연스럽게 움직이는 단계가 되어야 정확성의 경지에 이를 수 있다. 무의식적으로 정확성의 경지에 이르려면 우선 관찰을 정확하게 해야 한다. 동작을 배우거나 동작을 가르치거나 마찬가지다. 동작을 가르치는 지도자는 수강생을 잘 관찰해야 한다.

어떤 몸 상태이고 동작을 어떻게 하는지 관심과 애정을 갖고 관찰해야 한다. 같은 동작을 똑같이 가르치기보다는 수강생에게 적합한 동작을 개별적으로 가르쳐야 한다.

정확하게 동작을 지도하면, 그 가르침을 받은 수강생의 움직임 또한 점차 정확성을 갖추게 된다. 입력된 정보가 명확하고 올바르다면, 시간이 조금 걸리더라도 결국 정확한 방향으로 나아갈 수 있다. 반대로, 처음부터 전달된 정보가 부정확하다면 원하는 결과에 도달하기 어렵다. 정확성은 이처럼 의도적 노력으로 생기는 습관이지만 궁극적으로는 무의식적으로 이루어지는 습관이다.

한쪽 다리를 올리고 다리 꼬기를 오랜 시간 하는 경우가 많다. 또한 의자 한쪽에 걸쳐 비스듬히 앉아서 10년 20년의 세월을 보내는 경우도 많다. 이런 습관들에 의해 몸은 한쪽으로 치우쳐서 길든다. 그렇게 근육이 발달하면 뼈는 근육이 당기는 힘을 이겨내지 못한다. 뼈의 모양도 근육의 결에 따라 뒤틀릴 것이다. 한쪽으로 치우친 근육과 뼈는 사람의 모습 자체를 바꾸어 놓는다. 체형도 바뀔 것이고, 얼굴의 모습도 한쪽으로 기울어져서 바뀐다. 한쪽이 균형을 잃고 기울어지면 신체 모든 부위가 뒤틀리면서 균형을 잃게 된다.

얼굴에 관상이 있듯, 몸에도 관상이 있다. "몸의 상태가 각도"라는 말처럼 몸의 각도가 그 사람의 삶을 표현한다. 몸이 아프면 몸은 앞으로 숙인다. 배를 움켜쥐듯 몸은 동그란 모양으로 마치 엄마 배 속에 있던 태아의 모습이 된다. 건강한 사람은 몸을 스스로 세울 수 있다. "몸을 세운다."는 결국 건강하다는 표현이다. 바른 자세를 유지할 수 있는 능력이 있어야 몸을 세울 수 있다. 몸을 세우는 것은 근육이 잘 발달하여 뼈대를 세우는 일이다. 근육이 잘 움직여서 움직이는 동안 몸을 잘 지탱하고 견뎌야 한다.

몸을 일으켜 세울 때 의식적으로 하는 단계가 아니라 자연스러운 무의식에서 나오는 단계이어야 한다. 그래서 잘 움직이고, 잘 버티고 유연해야 한다. 몸은 어느 한쪽으로 치우치면 치우친 결과물을 자세로 표현한다. 몸을 바로 세운다는 것은 자세를 교정하는 수준을 넘어서, 무의식 중에도 안정된 정렬을 유지할 수 있도록 몸이 스스로 반응하고 조절하는 상태를 말한다. 이를 위해 정적인 안정성static stability, 동적인 지지력dynamic support, 근육의 유연성flexibility, 관절의 가동성mobility이 균형을 이루어야 한다.

한 방향으로 움직임이 반복되면 특정 부위에 긴장과 편중이 생겨 신체 정렬에 변화가 일어날 수 있다. 예를 들어, 골반이 앞으로 기울어지면 전방 경사anterior pelvic tilt가 나타나 요추lumbar spine의 전만lordosis이 깊어지고, 복부abdominal muscles와 둔근gluteus muscles의 활성도가 줄어든다. 반대로 골반이 뒤로 기울면 후방 경사(posterior pelvic tilt)가 일어나 요추의 움직임이 부드럽지 않을 수 있다. 골반이 앞으로 밀리고 흉곽thorax이 뒤로 빠진 자세는 스웨이 백 자세sway back posture로 이어져 몸의 중심이 흔들리고 움직임의 효율이 떨어질 수 있다. 흉곽이 앞으로 돌출되면 밀리터리 자세military posture가 나타나 상체 움직임과 호흡의 자유로움이 줄어든다. 골반과 척추의 정렬은 전신의 움직임과 기능, 호흡의 질까지 긴밀하게 연결된다. 필라테스는 이러한 정렬의 변화를 인식하고 스스로 조율하는 힘을 키울 수 있도록 돕는다. 움직임을 통해 관절의 가동성과 근력을 점진적으로 회복하고, 고유수용감각proprioception을 높여 몸의 중심과 균형을 자연스럽게 되찾도록 한다.

몸을 바로 세우는 훈련은 겉모습을 다듬고, 몸 안의 질서와 기능을 회복하며 자신과 연결되는 과정이다. 필라테스가 지향하는 정밀한 움직임이 담겨 있다.

자세가 곧 사람이다. 자세가 곧 그 사람의 삶이다. 얼굴의 관상과 자세의 몸상을 보면 그 사람의 삶이 그대로 드러난다. 정확한 움직임이 습관이 되고 몸에 배어 스며들어야 무의식적 단계로 표현되고, 자세가 삶을 이끄는 경지에 이르게 된다.

> **실천을 도와주는 윤정 생각**
>
> - 인상에는 그 사람의 심리 상태가 들어 있듯이, 몸상에는 그 사람이 살아온 삶의 모습이 담겨 있다. 몸이 뒤틀려 있고 중심이 무너져 있다는 것은 그 사람의 삶도 무너져 있다는 것이다. 우선 몸을 바로잡고 삶의 중심을 잡아 정확한 움직임의 경지를 무의식적으로 깨닫는 순간을 맞이해야 한다.
> - 하지만 정확하게 움직이려는 의도적인 노력이 강해질수록 내 몸은 의식적으로 정확하지 않을 수 있다. 초기에는 의식적으로 몸을 움직여 정확성을 달성하지만, 연습을 반복할수록 몸에 습관이 배어 자연스럽게 움직이는 경지에 이르러야 한다.
> - 정확성은 하루아침에 달성할 수 있는 게 아니다. 매일 의도적으로 반복하는 습관을 통해 마치 양치질을 무의식적으로 하듯 무의식적 경지에 이르러야 한다.

PART 5

흐름 *Flow*

흐름을 타야 무아지경에 이를 수 있다

"끝날 때까지 끝난 게 아니다."라고 미국의 프로야구선수 요기 베라도 말하지 않았던가. 끝End과 끝End이 끝없이 AND로 연결되는 흐름은 필라테스나 인생이나 마찬가지다. 흐름을 타지 못하면 인생이 흐지부지된다. 흐름을 타고 몰입해야 무아지경에 이를 수 있다.

Side kick series — up and down

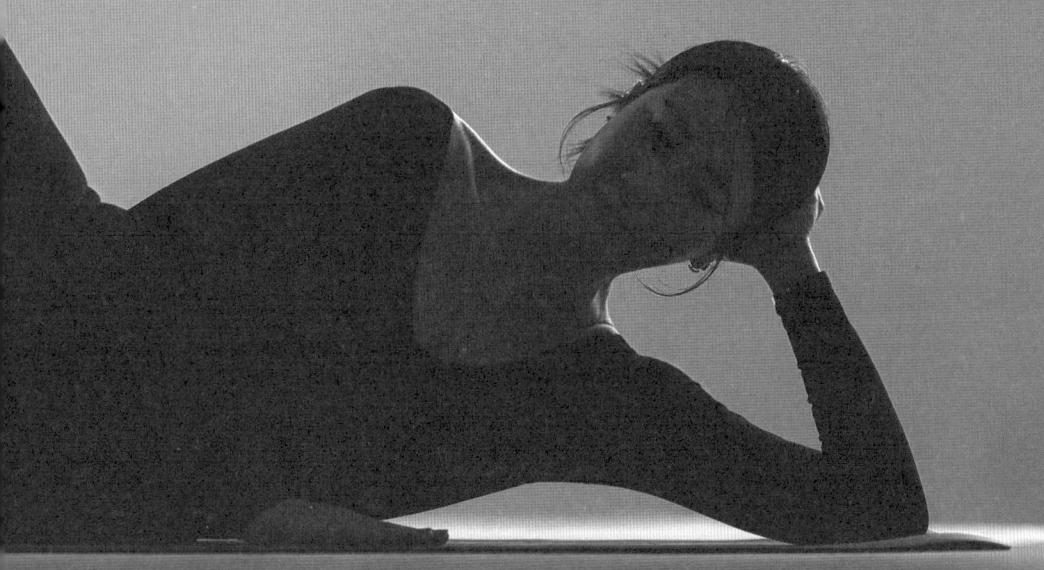

흐름은 몰입 전문가 칙센트미하이에 따르면 "몰입"이라고도 번역된다.3 몰입하면 막힘없이 시간 가는 줄 모르고 오랜 시간을 보냈어도 짧은 시간처럼 느껴진다. 흐름은, 장애물이나 누군가의 방해 공작에도 개의치 않고 자신이 하고 싶은 일이나 해야 하는 일에 흐트러짐 없이 집중하고 몰두해서 성취감을 맛보는 과정이다. 흐름이 끊긴다는 이야기는 목적지를 향해 가는 여정에서 만난 장애물에 효과적으로 대응하지 못하거나 몰입을 방해하는 외부적 여건이 계속 주의를 산만하게 만들기 때문이다. 필라테스에서 흐름은 지금까지 설명한 원리들이 저마다의 위치에서 제 기능을 발휘할 때 나타나는 결과로서의 이상적인 모습이기도 하지만 그 과정에서 목적지를 향해 물 흐르듯 흘러가는 점입가경漸入佳境의 모습이기도 하다.

몸의 중심을 잡고 집중하면서 정확한 목적지로 향하기 위해서는 지속적인 통제와 조절을 통해 몸과 마음이 혼연일체가 될 수 있도록 일정한 흐름flow을 타야 한다. 흐름은 동작의 끝에서 다른 동작이 시작되는 연속적인 과정이다. 끄트머리라는 말이 있듯이 동작 끝에서 또 다른 동작의 머리, 즉 시작이 리듬감을 느끼고 연결되는 매끄러운 흐름이 이어질 때 필라테스는 최상의 효과를 거둘 수 있다. 하나의 동작을 만드는 데

---

3 Csikszentmihalyi, M. (1990). Flow: The Psychology of Optimal Experience. New York: Harper & Row. 우리말 번역본: 미하이 칙센트미하이, 전상진 역. (2018). 몰입. 서울: 한울림.

너무 집중한 나머지 다음 동작을 사전에 준비하지 못하면 동작 간에 연결이 매끄럽지 않게 끊길 수 있다. 이렇게 되면 지금까지 집중해서 만들어 온 동작의 중심이 한순간 무너지면서 전체적인 호흡도 거칠어지고 심리적 불안감이 같이 엄습하면서 몸과 마음의 균형도 깨지게 된다. 흐름은 몸의 중심을 잡고 집중해서 정확한 동작을 마치 하나의 움직임처럼 이어 나갈 때 몸과 마음의 동작과 함께 에너지도 자연스럽게 따라 흐르면서 최상의 컨디션을 유지하게 된다. 흐름의 묘미는 끝에서 시작하는 과정을 하나의 끈으로 이어지는 것처럼 자연스럽게 연결할 때 드러난다.

인생도 마찬가지다. 한 가지 일이 끝나면 거기서 모든 게 끝나는 게 아니라 또 다른 일이 이어진다. 졸업의 끝에서 취업이 시작되고, 목표 달성의 끝에서 또 다른 목표를 향한 출발이 끝없이 이어지는 흐름이 바로 우리가 살아가는 삶이다. 삶은 흐름을 통해 이어질 때 가장 자연스러운 인생이고 행복한 삶이 아닐 수 없다. 끝났다고 해서 절망할 필요가 없다. 왜냐하면 그 끝에서 또 다른 시작을 통해 절망을 희망으로 바꿀 수 있기 때문이다. "끝날 때까지 끝난 게 아니다."라고 미국의 프로 야구 선수 요기 베라도 말하지 않았던가. 끝End과 끝End이 끝없이 AND로 연결되는 흐름이 필라테스나 인생이나 마찬가지다. 흐름을 타지 못하면 인생이 흐지부지된다. 흐름을 타고 몰입해야 무아지경에 이를 수 있다. 몸과 마음은 끊임없이 에너지가 흐르고 서로 보내고 받는 신호가 흐른다. 흐름은 곧 통함이며 통해야 아프지 않은 한의학적 원리와 일맥상통한다.

동작을 자연스럽게 연결하는 플로우는 운동의 효과를 극대화한다. 각 동작이 보여주는 고유한 리듬과 다이내믹은 해당 동작을 통해 표현하려는 중요한 포인트를 포함하고 있다. 힘을 언제 어떻게 주어야 하는지를 판단하는 강약 조절, 예를 들면 누웠다 허리를 굽히며 자연스럽게 일어나는 동작이나 강한 힘으로 전신의 협응력을 이용해 강하게 한순간에 일어나는 동작이 있다. 이처럼 저마다 다른 신체적 균형과 힘을 조화롭게 활용하는 모든 과정은 자연스러운 흐름으로 이어져야 한다. 흐름은 모든 동작의 시작과 끝이 연결되는 과정에서 나타나는 최상의 자연스러움이다. 나아가 필라테스를 통해 보이는 동작의 흐름은 리듬과 다이내믹이 전체적으로 매끄럽게 연결될 때 상승과 하향곡선을 타며 자연스럽게 나타나는 가장 아름다운 순간이다.

움직임은 단순히 근육이 자극에 반응해서 발생하는 것이 아니다. 움직이려는 의도는 대뇌 피질의 운동 영역Motor Cortex에서 시작된다. 이 신호는 중추신경계CNS: Central Nervous System를 따라 하위 운동뉴런으로 전달되며, 이후 말초신경계PNS: Peripheral Nervous System를 통해 목표 근육에 도달한다.

도달한 신경 자극은 근섬유Muscle Fiber의 수축과 이완을 유도하고, 힘줄Tendon을 통해 골격계로 힘을 전달하여 관절Joint을 움직인다. 이때 관절은 단순한 연결점이 아니라, 인대Ligament와 관절낭Joint Capsule에 의해 보호되고 지지되며, 움직임의 안정성과 범위를 조절하는 핵심 구조다.

골격근Skeletal Muscle이 효율적으로 작동하기 위해서는 충분한 산소와 에너지가 필요하다. 호흡계는 폐포Alveoli를 통해 산소를 흡수하고, 순환계는 이 산소와 포도당을 혈액을 통해 근육 세포로 운반한다. 운동 시 심박수와 혈류량이 증가하며, 이에 따라 대사율도 상승한다.

내분비계Endocrine System 역시 움직임에 긴밀하게 관여한다. 특히 부신Adrenal Gland에서 분비되는 아드레날린Epinephrine은 심박동을 증가시키고 혈당을 높이며, 근육 반응 속도를 높여 신체를 더 민첩하게 만든다.

피부와 근육, 관절에 분포한 고유수용기Proprioceptors와 기계수용기Mechanoreceptors는 움직임 중 발생하는 압력, 위치, 속도 등의 정보를 뇌로 전달한다. 이 과정은 우리의 자세, 균형, 움직임의 질을 실시간으로 조절할 수 있도록 돕는다.

몸의 모든 시스템은 독립적으로 기능하면서도 정교하게 연결되어 있다. 움직임은 이러한 신체 시스템 간의 유기적 상호작용으로 완성된다. 필라테스는 이러한 해부학적·생리학적 원리를 바탕으로 움직임을 더 세밀하게 인식하고 조절하는 법을 배워가는 과정이다. 단순히 근육을 쓰는 운동이 아니라, 자신의 몸을 이해하고 섬세하게 다루는 능력을 키우는 것이 필라테스의 본질이다.

외부와의 연결을 끊고
내부와 이어지다

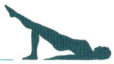

고요한 단절이 진짜 연결을 부른다

　우리의 일상생활은 너무 많은 디지털 세상의 정보들에 오버커넥션over connection되어 있다. 현대인들이 몰입을 못 하는 이유는 디지털 세계에 '너무 많이' 연결되어 있다는 데에서 출발한다. 예를 들면 소셜미디어, 메일, 뉴스, 유튜브 등 수많은 디지털 세계와 연결되어 일일이 반응하려다 보니 집중하고 몰입할 수 없는 현상이 발생한다. 심지어 소셜미디어의 모든 알림에 수시로 반응하다 보니 인간의 뇌가 팝콘 브레인처럼 바뀐다는 주장도 있다. 더 이상 몰입을 못 하는 뇌 기능으로 전락한다는 심각한 뉴스다.

　여기서 운동, 특히 필라테스의 순기능을 설명할 수 있다. 필라테스를 하는 동안에는 휴대전화를 안 보게 되니, 그 연결로부터 디스커넥션

disconnection되는 순간을 맞이할 수 있다. 몰입할 수 있는 시간을 확보하게 된다. 우리는 사회변화 추세에 빠르게 대응하다 보니, 다양한 정보 흐름에 떠내려가는 경우가 발생한다. 출근하면서도 휴대전화로 뉴스와 정보를 보고 너무 많은 사이트에 접속하다 보니 정작 내가 뭔가에 몰입하고 싶을 땐 몰입할 수 없는 역기능이 발생한다. 현대인의 이런 문제를 풀어내는 한 가지 대안이 바로 필라테스이다.

분명히 해야 할 일이 있어서 컴퓨터를 켰는데 메인 화면에 올라온 뉴스 기사를 읽게 되고, 연속으로 이어지는 다른 기사를 보다 보니 관심도 없었던 엉뚱한 주제에 눈을 돌리게 된다. 예를 들면 예쁜 옷이 눈에 들어오고, 다양한 유혹의 손길에 끌려 쇼핑하다 보니 1시간이 훌쩍 지나버리는 경우가 많이 발생한다. 다시 정신을 가다듬고 분명히 뭘 하려고 컴퓨터를 켰는지 생각해보면, 원래 하려고 했던 목적이 무엇인지조차 생각나지 않는다. 그뿐만 아니라 컴퓨터 메신저에서 알림창이 뜨고 거기에 댓글을 달고 연속으로 이어지는 메시지에 정신없이 반응하다 보면 나도 모르게 시간이 흘러간다. 일하는 중간에도 무의식적으로 지인들과의 대화에 끼어들게 된다. 컴퓨터 메신저는 여러 개의 대화창을 열고 동시에 대응할 수 있는 장점이 있다. 그렇게 여러 개의 대화를 하고 나면 시간이 또 훌쩍 지나간다. 하지만 대화에 아주 몰입하지 않아도 흐름을 이어갈 수 있기 때문에 얼굴을 보고 대화할 때보다 몰입도는 떨어진다.

외부와 오버커넥션이 되어있는 우리는 괜히 더 산만해지고 바빠진다. 현대인들은 흐르는 정보에 빠져있다. 특정 정보의 의미가 무엇인지를 반추하고 깊이 생각해보긴 어렵다. 흐르는 정보에 빠져서 정보의 홍수에 떠내려가다 보면 정작 몰입의 즐거움을 만끽할 수 없다. 과연 현대인들은 무엇에 빠져있는가? 중요하지도 않고, 본질적인 일도 아닌 엉뚱한 곳에 있지는 않은가? 그런 현대인들에게 진정한 몰입의 즐거움을 맛볼 수 있는 필라테스가 새로운 각성의 출발이 될 수 있다.

빠져야 빠질 수 있고, 미쳐야 미칠 수 있다. 한 가지 분야에 빠지지 않고서는 그 분야에 깊이 빠져들어 갈 수 없다. 한 가지 분야에 깊이 미치지 않고서는 경지에 이를 수 없다. 한마디로 불광불급不狂不及이다. 필라테스는 불광불급의 몰입 기술을 익히는 가장 효과적인 촉진제 중 하나다. 몸과 마음이 혼연일체가 되어 중심을 잡고 특정 시간 동안 몰입하다 보면 의식의 흐름은 물론 신체 부위별 미묘한 동작을 감각적으로 느낄 수 있다. 필라테스를 통해 몰입하는 즐거움을 맛보기 위해서는 외부와 지나치게 연결된, 즉 오버커넥션을 디스커넥션해야 한다. 외부와의 연결을 끊어야 내부와 연결될 수 있다. 외부와 연결된 채 내부로 연결되면 진정한 흐름의 미학을 만끽할 수 없다. 몰입은 몰입하는 대상이 산만하게 흩어져 있으면 불가능하다. 산만한 의식을 한군데로 모아 집중하게 만드는 준비과정을 거쳐야 비로소 신체는 물론 마음도 흐름을 타면서 몰입하는 순간으로 접어든다. 이런 점에서 필라테스는 몰입의 즐거움을 만끽하게 만드는 신체적 각성제다.

　현대인들은 지나치게 성과, 목표, 효율을 중시한다. 목표를 달성하려고 목숨 걸 정도로 노력하고 성과를 극대화하려는 효율적인 전략과 방법에 매몰되어 있다. 적은 노력을 들이고 많은 결과를 뽑아내려는 효율에 빠져 있다 보니 정작 무엇을 위한 효율인지조차 망각할 때가 많다. 그래서 항상 몸과 마음이 지쳐있다. 무언가를 하면 할수록 행복과 성취감을 느껴야 하는데 목표를 달성하고 성과를 높여갈수록 조급해지고 마음은 공허해진다. 이런 모순점이 다 성과나 목표 중심 사고방식의 역기능이다. 이런 역기능적 폐단을 개선하려면 단기적인 목표나 성과에 빠져있지 말고 내가 살아가는 삶의 의미는 무엇인지 고려하여 궁극적인 목적을 염두에 두어야 한다.

　정보의 홍수에 떠밀려서 떠내려가는 사람을 붙잡아주는 한 가지 구출 전략이 필라테스가 될 수 있다고 생각한다. 복잡하고 산만한 일을 거듭하면서 정신없이 살아가는 사람들에게 필라테스는 한가지 대안이 될 수 있다. 필라테스를 통해서 심신이 몰입되고 뭔가에 빠져서 자기 내면으로 깊이 파고 들어가는 연습을 하면 엉뚱한 곳에 빠져있던 현대인들이 올바른 길에 다시 빠질 수 있는 원동력을 만들 수 있다. 한 분야에 깊이 빠져들어야 빠질 수 있다.

실천을 도와주는 윤정 생각

- 주중에는 소셜미디어와 커넥션할 수밖에 없는 상황이지만, 주말만이라도 디스커넥션해 자신과 대화할 시간을 가질 필요가 있다.

- 외부로 향하는 시간보다 내부로 파고드는 시간을 늘리려면 외부로 연결되는 통로를 차단해야 한다.

- 스마트폰을 보는 시간보다 자연과 접촉해서 대화하는 시간이 산만해진 뇌 신경을 제자리로 돌릴 수 있는 출발점이 된다.

- 내가 정말 연결되어야 할 곳이 어디인지, 무엇인지 진지하게 성찰해보고, 연결을 끊어내도 일상생활에 별다른 불편함이나 지장을 초래하지 않는 경우가 없는지 진지하게 생각해보자.

끝과 시작이 맞닿아
흐름이 된다

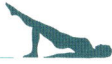

모든 과정이 하나로 이어진다

무언가를 시작할 때, 어디에서 출발하는가? 시작하려면 끝에서 출발해야 한다. 끝이라는 매듭 없이, 시작은 이루어지지 않는다. 모든 시작은 한 과정의 마무리를 통해 이루어진다. 마무리가 되지 않은 상태에서 또 다른 시작은 불가능하다. 끝을 맺어야 그 끝에서 다시 시작할 수 있다. 이 말은, 끝났지만 기대에 미치지 못한다고 해도 다시 시작하면 그 끝에서 느꼈던 아쉬움도 극복할 수 있다는 뜻이다. 끝은 끝난 게 아니다. 모든 끝은 새로운 다짐과 각오로 출발하는 무대다. 시작과 끝, 끝과 시작은 이분법적으로 구분되는 두 가지 지점이 아니라 하나로 연결되고 통합되어 끊임없이 이어지는 연속적인 흐름이다.

새로운 몰입을 시작하려면 이전 상태에서 먼저 끝을 내야 한다. 끝없이 이어지는 연속적인 흐름 속에서는 새로운 몰입이 시작되기 어렵다. 새로운 몰입이 시작되려면 몰입의 통로를 열어주어야 하는데, 우선, 모든 외부 자극과의 연결을 잠시 끊고 내면으로 향하는 통로를 여는 것이 중요하다. 외부로 향하는 문과 내면으로 향하는 문이 동시에 열려 있을 때, 우리는 대부분 무의식적으로 외부를 향한 문으로 발걸음을 옮기게 된다. 인간은 본능적으로 외부 환경과 타인의 시선에 민감하게 반응하는 경향이 있기 때문이다.

필라테스도 마찬가지다. 움직임 속에서 진정한 몰입을 경험하려면, 먼저 내면으로 파고드는 흐름이 열려야 한다. 그 순간부터 비로소 몸과 마음은 하나로 연결되며, 필라테스를 통해 심신이 조화롭게 통합되는 진정한 몰입의 상태가 시작된다.

일반적인 운동은 동작과 동작 사이가 끊기고 한 동작이 끝나면 숨을 돌리며 잠깐 쉼으로 휴식을 취한다. 반면 필라테스는 단속적으로 움직임이 끊기는 게 아니라 연속적으로 모든 동작이 연결된다. 몰입은 동작과 동작이 연결됨은 물론 몸과 마음이 연결될 때 가장 극대화된다. 신체 동작에 관한 내 생각의 연결, 몸과 마음의 연결이 리드미컬하게 이루어질 때 몰입감은 극대화된다. 한 동작의 끝은 그다음 동작의 시작이고, 하나의 동작이 시작되면 다시 끝을 맺는다. 이처럼 필라테스에서 시작과 끝은 이분법적으로 구분되거나 분리되지 않고 하나로 통합되거나 연결되어 매끄러운 흐름이 생긴다.

    마치 초등학교의 졸업은 중학교의 입학, 중학교의 졸업은 고등학교의 입학, 그리고 고등학교의 졸업은 대학의 입학으로 연결되는 것처럼 끝과 시작은 영원히 끝나지 않는 연속적인 과정으로 이어진다. 무한한 연결고리의 흐름이다. 인간이 세상에 태어날 때도, 엄마와의 연결고리인 탯줄이 끊어지면서부터 비로소 독립적인 존재가 된다. 태어나자마자 호흡이 시작되고 죽는 날까지 들숨과 날숨이 끝없이 이어지면서 살아간다. 끝과 시작의 연결, 즉 시작에서 끝을 맞이하고, 끝에서 시작하는 모든 순간에 몰입이 개입되어 있다.

    동작과 동작이 이어지는 동안에는 필라테스에만 몰입해야 흐름이 끊어지지 않고 자연스럽게 이어진다. 한 동작의 끝은 또 다른 동작의 시작으로 이어진다. 그 동작의 시작은 다른 동작으로 이어지기 위해서 끝을 맺는다. 동작의 시작과 끝은 무한 반복하면서 거의 무의식적으로 흐름이 이어진다. 시작과 끝이 이어지는 연결에, '보이지 않는 흐름'이 개입되어 있다. 그 흐름의 미학이 동작과 동작 사이에 반영되는 것이 필라테스에서 맛볼 수 있는 몰입의 즐거움이다. 즉 필라테스는 동작과 동작이 매끄럽게 이어지는 과정을 경험해야 시작과 끝이 자연스럽게 연결되는 구조이다. 때로는 끝에서 시작이 바로 연결되지 않기도 한다. 그 순간은 흐름이 잠시 끊어진 경우다.

순간적인 몰입의 실패가 일어날 수도 있다. 어쩌면 실패하는 과정이 보이지 않지만, 그 순간을 의도적으로 인식해서 다시 흐름을 이어가면 동작과 동작 사이에는 다시 연결고리가 생긴다. 한 가지 동작이 안 되는 경우가 발생해도 너무 괘념치 말고 다음 동작을 매끄럽게 이어가려고 의식적으로 노력하면 실패를 반복하지 않을 수 있다. 완벽한 동작에 가까운 경지에 이르는 과정에서 일어나는 작은 실수나 실패, 즉 동작이 매끄럽게 연결되지 않는 모든 경우도 경지에 도달하기 위한 필수적 과정이다.

실천을 도와주는 윤정 생각

- 끝났다고 생각하는 순간 아직 끝나지 않은 때도 있다. 끝나는 순간에 정신을 집중하지 않으면 자신도 모르게 다음 동작을 시작하지 못하는 경우도 발생한다.

- 끝났다고 좌절하거나 절망할 필요가 없다. 모든 끝은 또 다른 시작이니까. 다음에 더 잘하면 된다고 자신을 스스로 위로하고 격려해주는 습관을 들이자.

- 완벽한 시작도 끝도 없다. 오로지 완벽에 가까울 정도로 끊임없이 연습에 연습을 거듭하는 수밖에 없다.

- 시작과 끝, 끝과 시작을 너무 깊게 생각할수록 다음 시작과 끝을 편하게 만나기가 어려워진다. 무엇인가에 집착하는 마음을 비우고 내 몸이 물 흐르듯 움직이는 순간에 충실할수록 몸과 마음은 흐름을 타고 몰입의 즐거움을 맛볼 수 있다.

곡선의 여유, 직선으로 달려가는 현대인들에게 필요한 충전제다

부드러움이 단단함을 낳는다

　자연이 만든 것은 대부분 곡선이지만, 인간이 창조한 문명이나 산물은 직선이 많다. 사람이 불행해지는 여러 가지 이유도 곡선이 직선으로 바뀌면서 생긴 사회적 변화 때문이 아닐까? 에둘러 돌아가는 언덕길도 터널이 뚫리면서 더 빨리 목적지에 도달했지만 여유로운 시간을 즐기면서 다른 삶을 돌아보는 계기는 빼앗아 간다. 곡선이 직선으로 바뀌면서 현대인들은 성과, 효율, 목표 달성에 지나치게 빠져 살아가는 나머지, 성공했어도 성취감을 맛보지 못하고 또 다른 목표를 달성하기 위해 더 효율적인 직선적 방법을 찾으러 더 바쁘게 달린다. 성장했지만 성숙하진 못한다고 볼 수 있다. 사회가 빠르게 바뀌다 보니 언어도 은유법보다 직유법이 많아지고, 에둘러 말하는 곡선적 언어보다 직설적으로 결론을 먼저 말하는 직선적 언어가 많아진다.

물음표는 방향을 탐색하는 끝이 열려 있는 곡선이고, 느낌표는 그 끝을 꿰뚫는 결단을 상징하는 직선이다. 나는 직선도 곡선이 낳은 자식이라고 생각한다. 같은 관점에서 느낌표도 물음표가 낳은 자식이라고 볼 수 있다. 어제와 다른 느낌표를 찾아 나서기 위해서는 방황하는 곡선의 물음표를 던져야 하니까. 하지만 현대인들은 방황의 곡선적 물음표 없이 방향을 알려주는 직선의 느낌표를 찾으려는 조급함과 조바심에 시달린다. 아마추어는 문제에 직면하고 조급해져서 의사 결정을 제대로 못하는 경우가 많지만, 프로는 문제에 직면해도 문제의 본질을 찾아내기 위해 물음표를 던져놓고 집요하게 파고들어 감동의 느낌표를 찾아낸다. 현대인들이 점차 조급해지는 이유는 자기 내면의 성찰 없이 무조건 앞만 보고 달려가면서 더 많은 목표를 더 빨리 달성하려는 효율적 사고방식에 물들어 있기 때문이다. 물론 목표를 많이 달성하는 성장과 성과도 중요하지만, 과정을 즐기면서 그 속에서 의미와 가치를 찾아가는 성숙과 성취감에 취해야 하지 않을까?

필라테스는 성과, 목표, 효율에 빠져서 살아가는 현대인들에게 한 줄기 빛을 줄 수 있는 운동이다. 왜냐하면 필라테스는 조급하게 살아가는 현대인들에게 가던 길을 잠시 멈추고 자신이 어디로, 왜 그렇게 빨리 달려가는지를 묻는 자아 성찰의 시간을 허락하기 때문이다. 또한 내 몸에 각인된 조급함의 흔적을 없애주는 다양한 신체적 자극을 줄 수 있기 때문이다.

직선으로 달려가는 현대인들에게 필라테스는 몸이 지닌 곡선의 흐름을 느끼며 의미를 두고 가치를 창조할 수 있는 삶으로 몰입하게 만드는 신체적 각성을 경험하게 한다. 신체의 일부는 곡선을 유지해야 건강한 정렬과 기능을 지탱할 수 있다. 예를 들어, 엉덩이 라인이 평평하거나 직선처럼 보인다면, 이는 둔부 근육이 충분히 활성화되지 않고 있다는 신호일 수 있으며, 그로 인해 신체 전체의 균형과 지지력이 떨어질 수 있다. 엉덩이의 자연스러운 곡선은 단지 외형이 아닌, 몸의 중심을 안정적으로 유지하는 데 핵심적인 역할을 한다. 복부는 서 있을 때 납작한 직선의 형태가 바람직하지만, 현실적으로 대부분의 사람들은 아랫배가 조금씩 앞으로 나와 있는 경우가 많다. 그 자체가 잘못된 것은 아니지만, 복부 곡선의 굴곡이 더 나온다면 그것은 단순한 체형의 문제가 아니라 대사 건강에 변화가 시작되었다는 신호일 수 있다. 신체의 곡선과 직선은 단순한 외형이 아니라, 그 안에 담긴 기능적 의미와 건강 상태를 드러내는 중요한 지표다. 필라테스는 곡선은 더욱 아름다운 곡선으로 만들어주고, 복부와 같이 직선으로 탄력을 유지할 부위는 더욱 직선으로 바꿔주는 운동이다. 곡선을 유지해야 할 엉덩이가 어느 순간 평평한 직선으로 바뀌었다면, 다시 본래의 건강한 곡선을 회복할 필요가 있다. 되찾아야 한다. 반대로, 정렬된 직선이어야 할 복부가 점차 앞으로 돌출되어 곡선을 그리기 시작했다면, 다시 수직의 정렬을 되찾는 것이 중요하다. 신체의 균형 회복은 체형 교정과 삶의 활력에도 긍정적인 영향을 주어 건강한 몸과 마음으로 변화하는 출발점이 된다.

직선보다 곡선이 더 빠를 때가 있다. 돌아가는 길이 오히려 가장 빠른 길이 되기 때문이다. '우직지계迂直之計'라는 말이 있다. 겉보기에는 돌아가는 듯하지만, 그것이 결국 본질에 도달하는 가장 현명한 길이라는 뜻이다. 가까운 목적지일수록 한 걸음 돌아가는 지혜가 필요하다.

자연을 보면 직선보다는 곡선이 훨씬 많다. 강도 굽이굽이 흐르고, 나무의 가지도 직선이 아닌 곡선을 그린다. 반면 인간이 만든 문명은 효율성과 속도를 이유로 직선을 추구해왔다. 그러나 삶은 언제나 직선처럼 단순하게 흘러가지 않는다. 때로는 곡선을 그리며 돌아가는 길 위에서 더 깊은 배움과 변화를 만난다. 필라테스 또한 빠른 결과를 좇기보다는, 천천히 몸을 인식하고 정렬을 회복하는 곡선의 지혜를 따를 때 진정한 변화가 시작된다. 직선이 만든 사각형은 모두 인간의 작품이다. 노트북, 핸드폰, 책상, 책, 엘리베이터 모두 사각형이다. 사각형 안에서 사각사각 사유가 죽어가는 이유다. 필라테스가 회복하려고 하는 것은 직선으로 달려가는 현대인들의 조급한 심리다. 앞에서 언급한 것처럼 물음표는 곡선이고 느낌표는 직선이다. 필라테스를 하는 동안 곡선의 물음표를 던지면서 궁리에 궁리를 거듭하며 몰입하다 보면 마침내 직선의 느낌표가 찾아온다. 물음표 없이 바로 느낌표를 찾으러 가려는 현대인들에게 필라테스가 필요한 까닭이다. 한마디로 잃어버렸던 곡선의 물음표와 삶의 여유를 찾아주는 심신 수양 방법이 될 수 있는 것이다.

인간의 모든 불행은 곡선을 직선으로 바꾸려는 욕망 때문일 수 있다는 생각을 해 본다. 예를 들면, 문경새재의 굽이굽이 돌아가는 곡선의 여정이 터널이 뚫리며 직선으로 바뀌었는데 목적지에는 일찍 도착했지만 삶은 여전히 빠듯하다. 직선으로 달려가면 속도는 빨라지지만, 밀도는 줄어든다. 행복은 속도보다 밀도에서 온다. 필라테스는 직선처럼 앞만 보고 달리는 사람들의 심리를 부드러운 곡선의 리듬으로 전환시켜주는 움직임이다. 직선은 속도와 효율, 목표 지향성을 상징한다면, 곡선은 유연함과 흐름, 여유를 담고 있다. 현대인의 일상은 직선 위를 쉼 없이 달리는 연속이지만, 그 안에서 몸과 마음은 점점 경직되고 메말라간다. 필라테스는 그런 삶에 곡선을 불어넣는다. 구부리고, 회전하고, 호흡하는 움직임을 통해 신체는 긴장을 풀고 중심을 회복한다. 필라테스는 직선 위에서 지친 몸에게 곡선의 쉼을 선물하고, 곡선 속에서 다시 삶의 방향을 조율하게 하는 신체적 자극이고 정신적인 각성제다.

몰입하려는 하나의 중심점을 찍으면, 그 점을 향하는 몰입의 곡선이 시작된다. 몰입의 경지에 이르는 과정은 직선이 아니라 곡선이다. 곡선의 흐름을 타야 자연스러운 움직임이 나오고 동작과 동작도 자연스럽게 연결된다. 몰입의 중심에 이르는 곡선이 모이면 한 개인의 면모가 탄생하고 한 사람의 인격도 생긴다. 거꾸로 말하면 면은 선의 합작품이고, 선은 점이 만든 성취 결과물이다. 필라테스는 몰입의 중심점에 이르기 위한 수많은 곡선이 저마다의 흐름을 타고 가는 여정에서 대체 불가능한 한 개인의 고유한 면모를 완성해주는 운동이다.

실천을 도와주는 윤정 생각

- 직선의 정답보다 곡선의 질문을 던지는 하루를 보내자. 당연하게 여기는 일상에도 물음표를 던질 수 있어야 감동의 느낌표를 만날 수 있다. 하루를 시작할 때 정답을 찾기보다는, 나만의 질문을 품고 출발하는 태도가 삶의 방향을 바꾼다.

- 목적지에 빨리 도달하는 것에만 몰두하지 말고, 그 과정에서 마주치는 풍경, 사람, 감정들과 조용히 대화해보자. 그러면 외부의 소음 속에서도 내면의 성찰이 시작되고, 그 속에서 호기심의 물음표가 고개를 든다. 그렇게 만나는 작지만 깊은 감동은, 마음속에 선명한 느낌표를 남긴다.

- 어제와는 다른 질문을 가슴에 품고, 익숙한 생각의 경계를 넘어 미지의 세계로 상상 여행을 떠나보자. 생각지도 못했던 우연한 마주침이 뜻밖의 깨달음으로 이어지고, 그것이 또 다른 변화의 문을 연다.

- 틀에 박힌 질문보다 이제껏 던져보지 않은 색다른 질문을 하루에 하나씩 만들어보자. 질문 노트를 만들어서 내가 평상시에 던지는 질문을 기록해보자. 질문의 기록이 낯선 관문도 열어가는 놀라운 기적을 만들어낼 수 있다.

몰입 없이는 성취도 없다

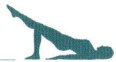

온전히 빠져드는 용기

몰입의 개념은 현대 사회에서 성취와 행복을 이루는 중요한 열쇠로 자리 잡고 있다. 심리학자 칙센트미하이는 그의 저서 『Flow』에서 몰입을 삶의 질을 높이는 핵심 요소로 설명한다. 몰입 상태에 도달하면 시간의 흐름을 잊고 현재의 순간에 온전히 집중하게 되면서, 삶의 의미와 깊은 성취감을 경험하게 된다. 몸과 마음이 조화롭게 연결되면 이는 전인적인 성장을 추구하는 철학적 기반이 된다.

필라테스에서도 이런 몰입의 단계를 경험할 수 있도록 강사는 학습자의 능력에 맞는 동작을 제공하고 점진적으로 난이도를 조절하여 점점 더 깊은 몰입 상태로 들어갈 수 있도록 한다. 완전한 몰두와 집중을 통해 최고의 성취를 이룰 수 있는 상태로 이끄는 몰입이 필라테스에서는 신체와 정신의 조화를 이루는 요소로 작용한다. 또한 몰입과 성취감은 서로 떼려야 뗄 수 없는 불가분不可分의 관계다. 목표를 달성했음에도 불구하고 진정한 성취감을 느끼지 못하는 경우가 많은데, 이는 과정에서 몰입하지 못했기 때문이다. 몰입 상태에서 이루어진 성과는 단순한 결과 이상의 의미를 지닌다.

칙센트미하이의 몰입 모델은 도전 과제의 수준Challenge level과 개인의 기술 수준Skill level이 어떻게 상호작용하는지를 중심으로 전개된다. 이 모델에 따르면, 도전 과제의 수준이 개인의 기술 수준보다 지나치게 높으면 불안Anxiety을 느끼게 되고, 반대로 도전 과제의 수준이 너무 낮으면 지루함Boredom을 느끼게 된다. 이상적인 상태는 개인의 기술 수준과 도전 과제의 수준 균형을 이룰 때 발생하며, 이때 개인은 몰입Flow 상태에 들어가게 된다.

필라테스를 배우는 과정에서도 이 원리는 비슷하게 적용된다. 초보자가 필라테스를 시작할 때, 새로운 동작들이 어렵게 느껴질 수 있고, 불안과 걱정Worry이 생길 수 있다. 그러나 꾸준한 연습을 통해 기술 수준이 높아지고, 도전 과제의 수준이 적절하게 조정되면, 학습자는 점차 몰입의 상태로 들어갈 수 있게 된다. 이는 필라테스 동작들이 몸과 마음의 조화를 통해 완성된 작품으로 나아가는 과정에서 나타난다.

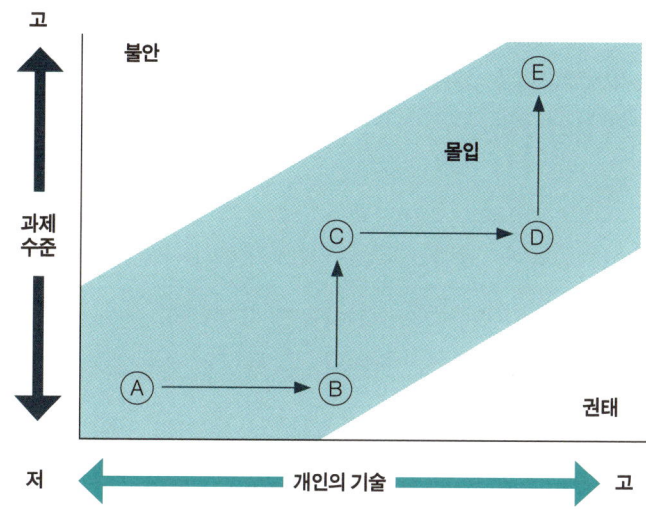

〈칙센트미하이의 몰입 모델〉

　필라테스에서 몰입 상태를 경험하는 것은 신체적 건강으로 달성하는 정신적 성취감이 만나 완벽한 조화를 이루는 단계다. 초보 단계에서 걱정과 불안이 느껴지는 것은 당연한 일이다. 하지만 이러한 감정들은 필라테스 과정에서 점진적으로 기술을 습득해가면서 이완Relaxation 상태로 전환될 수 있다. 이완 상태에서는 몸이 편안해지며, 새로운 동작을 배우는 데 있어 더 큰 자신감을 갖게 된다. 필라테스 동작에 점점 더 익숙해지고, 자신의 기술 수준이 높아질수록, 학습자는 동작을 통제Control하는 능력을 얻고, 결국 몰입 상태로 이어진다. 몰입 상태에 도달한 학습자는 필라테스 동작 하나하나에도 더 깊은 집중을 하게 되며, 자기 자신의 한계를 뛰어넘는 경험을 하게 된다. 이 상태에서는 시간의 흐름이 무의미해지며, 오로지 현재의 순간에 집중하게 된다. 필라테스에서의 몰입은 단순히 몸의 근육을 단련하는 것이 아니라, 내면의 안정과 평화를 이루는 과정이 된다.

또한 무관심Apathy 상태는 도전 과제가 개인의 기술 수준에 비해 지나치게 낮거나, 과제 자체에 흥미가 없을 때 발생한다. 필라테스에서는 이러한 상황을 방지하기 위해, 지속적으로 새로운 도전 과제를 제공하여 학습자가 지루함이나 무관심에 빠지지 않도록 한다. 이는 필라테스 강사가 학생의 현재 능력에 맞는 적절한 동작을 제공하고, 그에 따라 점차 난도를 높이는 방법을 통해 이루어진다. 각성Arousal 상태는 개인이 기술을 높이고 도전 과제의 난이도를 적절히 설정할 때 경험하게 된다. 필라테스에서도 이 각성 상태는 중요한 순간이다. 동작을 익히고 나서 조금 더 높은 난도의 동작을 시도할 때, 몸과 마음이 깨어나고, 몰입의 단계로 나아갈 준비를 한다. 이러한 각성은 몰입의 상태로 들어가는 전 단계로, 동작의 리듬과 흐름이 더욱 자연스러워지기 시작하는 시점이다. 이 흐름 속에서 진정한 성취감을 느낄 수 있다. 신체적, 정신적 건강을 동시에 강화하며, 삶의 깊이와 의미를 재발견하게 하는 경험을 제공한다.

결국, 필라테스의 원리인 '흐름'은 철학적 원리에 의해 자리 잡는다. 칙센트미하이와 몰입 전문가 황농문 교수의 몰입 이론이 보여주듯이,

필라테스를 통해 삶의 각 순간을 완성된 작품으로 만들어가는 중요한 도구를 얻고 자신의 한계를 초월하며, 삶의 모든 순간을 더 깊고 의미 있게 경험할 수 있다. 필라테스에서 몰입을 유도하기 위한 코칭 방법은 이러한 이론을 바탕으로 설계되어야 한다.

1. 맞춤형 도전 과제 설정

코칭의 첫 단계는 학습자의 현재 기술 수준을 정확히 파악하는 것이다. 처음 만나면 그동안 어떻게 살아왔는지를 바탕으로, 몸의 전체 이력을 세심하게 파악해야 한다. 언제 다쳤고, 어떤 수술을 받았으며, 통증은 언제부터 시작되었는지, 얼마나 자주 반복되는지, 현재는 어떤 부위에 통증이 있는지를 구체적으로 확인해야 한다. 그뿐만 아니라 수면의 질은 어떤지, 식습관은 어떤 방향을 따르고 있는지, 여성의 경우 생리 주기는 규칙적인지와 그에 따른 신체적 변화도 함께 살펴야 한다. 주로 앉아서 생활하는지, 서서 활동하는 시간이 많은지, 일상에서 움직임의 강도나 패턴은 어떤지 등 삶의 전반적인 흐름과 리듬을 파악하는 것이 중요하다. 이렇게 신체의 '이력서'라고 할 수 있는 바디 히스토리를 정확히 이해해야, 현재의 몸 상태를 온전히 해석하고 적절한 움직임 방향을 설계할 수 있다. 초보자에게는 간단한 동작부터 시작하여, 동작의 기본을 확립하고 자신감을 얻을 수 있도록 한다. 점진적으로 난도를 높여가며, 동작의 복잡성을 더해간다. 각 동작이 학습자의 능력에 적합하고 도전적이면서도 가능한 범위 내에서 이루어지도록 조절함으로써, 불안이나 지루한 상태를 방지할 수 있다.

2. 동기 부여와 피드백 제공

학습자가 동작에 몰입할 수 있도록 하기 위해서는 명확한 목표와 성취감을 제공하는 것이 중요하다. 목표는 도전 가능 수준에서 설정하고, 각 목표 달성 시에는 긍정적인 피드백과 칭찬을 아끼지 않아야 한다. 학습자가 자신감을 얻고, 동기 부여되며, 몰입의 상태로 자연스럽게 들어갈 수 있게 돕는다. 또한 피드백은 동작의 정확성을 강조하고, 개선점을 제시하는 것이 좋다. 이를 통해 학습자는 자기의 기술이 발전하고 있음을 느끼게 된다.

3. 개인화된 코칭

필라테스의 동작은 개인의 신체조건과 능력에 따라 달라질 수 있다. 따라서 코칭 방법은 개인화되어야 한다. 각 학습자의 강점과 약점을 분석하여, 맞춤형 동작을 제안하고 조언한다. 개인 맞춤형 코칭은 학습자가 자기의 기술 수준과 도전 과제 간의 균형을 유지하게 하며, 몰입을 유도하는 데 효과적이다.

4. 흐름을 타는 방법 지도

동작을 수행할 때, 흐름을 유지하는 것은 필라테스의 핵심 원리 중 하나이다. 이를 위해 학습자는 동작의 시작과 끝을 명확히 이해하고, 각 동작 간의 자연스러운 연결을 인식해야 한다. 강사는 학습자가 동작 사이의 연속성을 인지하고, 이 흐름을 타며 움직이도록 유도한다. 동작이 끊임없이 자연스럽게 이어지면, 학습자는 몰입 상태에 쉽게 들어가게 된다.

성취감의 진정한 의미는 몸으로 겪어보지 않고서는 설명이 불가능하다. 성취감은 단순히 목표를 달성하는 것에서 비롯되지 않는다. 목표를 달성하였지만, 그 과정에서 재미나 의미를 느끼지 못한다면 진정한 성취감은 없을 것이다. 칙센트미하이의 몰입 모델에 따르면, 성취감의 전제 조건은 몰입이다. 몰입 상태에서만 우리는 그 과정의 의미와 재미를 경험할 수 있으며, 이는 성취감을 가져오는 중요한 요소이다. 즉, 몰입 상태는 목표를 넘어서는 만족감을 제공하며, 결과적으로 성취감이 진정으로 느껴지게 된다. 필라테스에서의 몰입은 흐름을 타며 운동을 진행함으로써, 학습자는 몸과 마음의 조화와 평화를 이루는 경험을 하게 된다.

결국, 필라테스에서의 몰입은 신체적, 정신적 건강을 동시에 향상하는 중요한 요소다. 목표를 달성하고, 동작을 완벽히 수행하는 것뿐만 아니라, 그 과정에서의 몰입이 진정한 성취감을 만들어낸다. 학습자는 필라테스의 각 동작에 몰입함으로써 자신을 초월하고, 삶의 깊이와 의미를 발견하게 된다. 강사는 이러한 몰입 상태를 유도하고 유지하기 위해,

맞춤형 도전 과제 설정, 동기 부여와 피드백 제공, 개인화된 코칭, 흐름을 연결하는 방법 지도를 통해 학습자에게 최상의 경험을 제공해야 한다. 이러한 접근법은 필라테스뿐만 아니라, 삶의 모든 영역에서 몰입과 성취감을 증진하는 데 도움 될 것이다.

실천을 도와주는 윤정 생각

- 삶은 필라테스와 같다. 우리는 매 순간 도전 과제를 마주하며, 그 과제를 통해 성장한다. 중요한 것은 그 과정에서 내가 얼마나 몰입했는가, 그리고 그 몰입을 통해 얼마나 나 자신을 더 깊이 이해했는가이다. 성취는 그러한 몰입의 연장선에서 자연스럽게 따라오는 결과다.

- 몰입을 통해 나 자신을 넘어서고, 나의 한계를 확장하며, 더 넓은 세계와 연결된다. 몰입은 단지 현재의 순간에만 머무는 것이 아니라, 나의 삶 전체를 더 깊고 의미 있게 만드는 원동력이다. 필라테스에서 배운 몰입의 원리는 삶의 모든 영역에서 적용될 수 있다. 목표를 향해 달려가는 동안, 나는 나 자신을 잃지 않고, 그 과정에서의 몰입을 통해 더 큰 성취를 이룰 수 있다.

- 결국, 몰입은 단순한 방법이 아니라, 삶을 대하는 태도다. 그 태도가 바로 나를 진정한 성취로 이끌어줄 것이다. 지금 이 순간, 나는 나 자신에게 묻는다. "나는 얼마나 몰입하고 있는가?" 이 질문에 대한 답이, 나의 삶을 더 깊이 있게 만들 것이다.

혼란과 방황은
몰입의 전 단계다

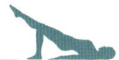

흔들림 끝에 찾아오는 깨달음

　몰입은 방황하는 곡선으로 시작해서 방향을 찾는 순간 직선으로 달려가는 형태를 띤다. 단순히 하나의 행위나 과정에서 집중하는 것을 넘어 일종의 정신적, 신체적 경험이다. 몰입은 혼돈 속에서 시작된다. 상징적으로 표현하면 마치 곡선을 그리며 방황하는 모습이다. 이는 개미가 먹이를 찾아 헤매는 과정과 닮았다. 개미는 먹이를 발견하기 전까지는 사방팔방을 헤매며 돌아다니다 먹이를 발견하는 순간 직선으로 달려간다. 몰입도 마찬가지다. 한 가지 동작에 몰입하기 이전에는 다양한 동작이 일정한 흐름 없이 중구난방으로 움직이는 것처럼 보이다가 어느 순간 설명할 수 없는 상태의 리듬을 타면서 몰입하는 경이로운 순간이 다가온다.

필라테스에서 몰입도 역시 처음에는 불확실성과 혼돈 속에서 방향을 찾지 못해 다양한 시도와 실수를 반복하게 된다. 몸의 움직임이 익숙하지 않고, 호흡과 동작이 조화를 이루지 못할 때 종종 당혹감을 느낀다. 그러나 이 과정을 무시해서는 안 된다. 오히려 이 혼돈의 순간들이 필수적인 부분으로 작용하여 진정한 몰입 상태로 도약하는 발판이 된다.

'혼돈의 가장자리edge of chaos'라는 개념이 있다. 이는 고민거리가 생기면 계속 머리가 아프다가 샤워 중 또는 화장실에 앉아 있을 때 등 복잡한 생각의 실타래가 확 풀리면서 문제 해결의 단서가 떠오르는 순간이다. 마치 복잡하게 엉켜있는 문제가 어느 순간 해결의 단서가 떠오르면서 실타래가 풀리는 과정과 같다. 처음엔 어디서부터 풀어야 할지 몰라 당황스럽지만, 어느 순간 한 가닥이 풀리기 시작하면 얽혀 있던 실타래가 스르르 풀려나가듯, 몰입의 과정도 그러하다. 몰입은 그 시작이 항상 명확한 것은 아니다. 생각은 여러 방향으로 흩어지며, 혼란 속에서 방황한다. 하지만 이 방황이 필수적이다. 오히려 그 상황이 문제를 한층 더 깊이 이해하게 하며, 몰입의 궁극적 도착지로 인도한다. 곡선으로 시작한 움직임은 결국 방향을 잡고 직선으로 뻗어 나간다. 마치 물음표의 곡선이 느낌표의 직선을 만나는 순간, 복잡했던 순간은 사라지고, 온전히 현재에 몰두하며 자신을 초월한 상태로 들어가는 흐름과 비슷하다.

필라테스에서도 이와 같은 몰입의 단계는 매우 중요하다. 처음 필라테스를 배우면 단순 반복 동작이 아니라 강사는 끊임없이 몸을 사용하는 설명을 하니, 어렵게 느껴진다. 누워서 하는 동작들은 안정감이 있으나, "머리를 위로, 허벅지를 조이고, 배를 넣고" 이런 설명들이 매 동작 이어지니 어렵다고 많이 이야기한다. 단지 필라테스가 아니어도 뭐든 처음은 어렵다. 동작이 불안정하고 어색하게 느껴지더라도, 꾸준히 연습하고 몸과 마음의 조화를 추구하면, 마침내 동작이 자연스러운 흐름 속에서 완성되며 몰입의 순간을 맞이하게 된다. 이 몰입은 육체적인 동작의 완성뿐만 아니라, 내면의 평화와 정신적 안정감을 가져다준다. 몰입이 곡선으로 시작해 직선으로 나아간다는 것은 필라테스에서의 흐름Flow 원리와도 일맥상통한다. 필라테스의 플로우는 동작의 연속뿐만 아니라, 몸과 마음이 하나 되어 흐름 속에서 조화를 이루는 것을 의미한다.

곡선의 방황은 몸이 새로운 동작을 익히는 과정이며, 이 과정에서 몸의 여러 부분이 조화롭게 움직이며 하나의 목표를 향해 나아간다. 결국, 몰입의 궁극적 상태는 직선처럼 명확하고 목적 지향적인 움직임을 만들어낸다. 필라테스를 통해 배울 수 있는 인생의 원리 중 하나는 바로 이 몰입의 과정이다. 초기의 혼란과 불확실성은 필연적인 과정이며, 이를 통해 더욱 성숙해지고 깊이 있는 성취를 이룰 수 있다. 몰입의 여정은 인내와 집중, 그리고 자기 발견의 기회를 제공한다. 필라테스를 통해 신체적 건강뿐만 아니라, 삶의 몰입하는 깊이와 의미를 발견하는 소중한 경험을 하게 된다.

인생의 여러 난관으로부터 극복하는 힘과 지혜를 필라테스에서 얻을 수 있다. 플로우의 원리를 자연스럽게 이어가는 동작의 연속성을 흐름으로 이해하고, 그 자연스러운 흐름에서 익숙함과 평온함을 느끼고 온전히 몸과 마음에 집중하는 힘을 배우게 된다. 동작과 동작이 연결되는 순간조차 동작으로 이어지면 몸과 마음의 조화로움을 알게 된다. 마치 삶의 여정이 그러하듯이 몰입의 과정은 끊임없이 이어지는 순환 구조를 갖고 있다. 동작 하나가 끝나는 지점이 또 다른 동작의 시작점이 되며, 이 과정은 자연스럽게 이어져야 한다. 한 동작의 끝은 단지 끝이 아니라 다음 동작으로 이어지기 위한 준비과정이 된다. 이 점에서 플로우의 원리는 단순한 연속이 아니라 하나의 움직임이 자연스럽게 다음으로 이어지는 흐름을 의미한다.

내가 필라테스를 만났을 때는 동작만 낯선 상태가 아니라, 삶 자체가 혼란스러운 상태였다. 2000년 3월 갑자기 허리 다리가 너무 아파서 병원을 갔더니 '원인 모르는 하반신 마비'라는 진단명을 받았다. 벌써 25년 전 일이다. 처음부터 4, 5번 디스크 파열로 급성 수술을 해야 한다면 아마도 충격이 덜했을 거 같다. 원인을 알 수 없는 하반신 마비라는 단어는 삶을 송두리째 흔들어 버릴 정도로 혼란스러웠다. 게다가 원인을 모른다는 말이 혼란과 혼돈 그 자체였다. 통증은 급격히 진행되어 2000년 4월 곧바로 수술받았는데. 이후 경과가 안 좋아서 1년 동안 사회생활을 모두 접고 집에서 요양만 했다. 통증이 계속 있어서 오래 앉아 있을 수 없었다. 화장실을 다녀오고 가볍게 걸을 정도였다. 친한 친구들이 집으로 놀러 오면 나는 침대에 누워서 친구들과 대화를 나누고, 친구들이 떠나면 더 힘들었다. 미래에 대한 꿈도 희망도 사라지고 삶의 방향은 모두 바뀌어야 했다.

하지만 지금 생각해보니, 디스크 수술이 현재의 나를 만든 인생의 터닝포인트였다. 수많은 질환으로부터 삶의 목표를 바꾼 것이 내가 필라테스인으로 성장하도록 돕는 가이드가 된 것이다. 혼란은 새로운 목표를 세우고 몰입하기 전, 창조가 시작되기 위한 용틀임의 과정일 뿐이다. 이 책을 읽고 있는 독자들에게 감히 얘기하고 싶다. 그 과정이 길어도 좋다고, 아니, 오히려 충분히 긴 혼란기를 겪고 나면 그에 상응하는 창조적 질서가 고통 끝에 탄생한다고. 인생에서 누구나 깊은 혼란과 불안을 겪을 때가 있다. 앞으로 어떤 길로 나아가야 할지, 내 삶에 맞는 일이 무엇인지, 이 불확실한 시간이 언제 끝날지 고민이 끊이지 않는다. 불안정한 수입이나, 주변과 비교되는 여러 가지 상황들, 반복되는 실패의 경험 또는 반복되는 신체의 부상이나 통증 등 여러 가지 상황들은 자신감마저 흔들리게 만든다. 이처럼 인생의 방향을 잃고 흔들리는 시기는 누구에게나 찾아오며, 그 자체로 견디기 어려운 큰 고통이 될 수 있다. 나는 꿈이 뭘까, 어떤 방향으로 나아가야 할까 혼란만 겪고 성과는 얻지 못하는 상황이 답답할 거라 예상한다. 하지만 혼란은 몰입하기 전 단계일 뿐이다. 혼란의 곡선에서 몰입의 직선으로 가는 '사이'에서 미래를 향한

꿈은 잉태되고 있을 테니까 말이다.

얼마 전, 친한 동생인 박세정 아나운서의 강연에 참석한 적이 있다. 그 시간이 필라테스의 플로우flow에 대한 나의 생각을 한층 더 깊고 넓게 만들어주는 계기가 되었다. 'AI 시대, 영어 공부 꼭 해야 할까'라는 주제의 강연이었는데, 이 나이가 되도록 영어는 나에게 여전히 큰 숙제다. 강연 중, '나 취업 준비 중이야'를 영어로 어떻게 표현하느냐는 질문이 나왔고, 순간 나는 자연스럽게 'I'm preparing to get a job.'이라는 문장을 떠올렸다. 그런데 번역기는 'I'm looking for a new job.'을 제시했고, 박세정 아나운서는 실제 영어권에서 자주 쓰이는 표현으로 'I'm between jobs.'를 소개해주었다. AI 번역이 아무리 발전하더라도, 언어 속에 담긴 문화와 뉘앙스를 온전히 이해하기는 여전히 어렵다는 점에서, 진정한 소통을 위한 영어 학습의 중요성을 다시금 느끼게 해주는 강의였다. 무엇보다도 내게 인상 깊었던 것은 'between'이라는 단어였다. 직업과 직업 사이의 과도기를 표현하는 이 문장에서 나는 곧바로 필라테스의 '플로우flow' 개념이 떠올랐다. 멈춤이 아닌 '사이의 움직임', '흐름 속의 존재'가 바로 필라테스의 정신이기도 하기 때문이다. 'I'm between jobs.'라는 말처럼, 우리는 삶의 전환점마다 '정지'가 아닌 '흐름'에 있고, 필라테스는 그 흐름을 인식하고 조율해가는 과정이다. 'between'과 'flow', 이 두 단어는 지금 이 시대를 살아가는 우리에게 필요한 유연함과 전환의 감각을 함께 일깨워 주듯 인생은 사이와 흐름이 연결된다.

사이는 그저 틈이 아니라 연결되는, 시작되는 출발점이다. 삶 자체가 끊임없이 변하는 상태, 즉 '사이'의 연속이라고 할 수 있다. 삶의 모든 사이도 '연결'을 통해 더 깊고 의미 있게 만들어진다. 각 사이에서 몸과 마음이 조화를 이룬다. 필라테스에서 동작과 동작 사이의 연결도 이와 다르지 않다. 하나의 동작이 끝나고 다음 동작으로 이어질 때, 사이의 흐름이 중요하다. 이 흐름은 움직임만 이어가는 것이 아니라 몸과 마음이 하나로 협응하여 자연스럽게 이어져야 한다. 몸과 마음의 사이, 뼈와 뼈 사이, 근육과 근육 사이, 나와 나 사이, 사람과 사람 사이 사이가 좋으려면 연결이 잘 돼야 한다. 그 연결이 결국은 사이를 좁혀주고 밀접하게 만든다. 연결이 견고할수록 사이를 넘어 하나로 이어지는 깊이 있는 몰입과 내면의 평화를 경험할 수 있다. 인생이라는 거대한 흐름 속에서 어떻게 균형을 유지하고 조화를 이루며 살아갈지를 가르쳐준다. 결국 흐름은 사이를 단단하게 연결해주는 매개체로 작용하며 삶을 더 풍요롭게 의미 있게 만들어준다.

실천을 도와주는 윤정 생각

- 지금 당신의 인생에서 혼란을 겪고 있다면 걱정하지 않았으면 좋겠다. 왜냐하면 그 혼란은 몰입으로 접어들어 가는 사이에 있는 창조적인 과도기일 뿐이니까. 그 혼란과 질서 사이에서 내가 무슨 생각과 어떤 행동을 하는지에 따라 혼란이나 혼돈을 통한 새로운 질서 창조의 위력은 달라진다.

- 혼란은 몰입으로 향하는 길목이다. 혼란은 우리 삶의 일부다. 삶의 방향이 모호하고, 무엇을 해야 할지 알 수 없을 때, 혼란 속에서 길을 잃은 듯한 기분이 들기도 한다. 그 혼란은 결코 당신을 괴롭히기 위해 존재하는 것이 아니다. 오히려 그것은 당신이 몰입의 상태로 나아가기 위한 준비과정이다. 혼란 속에서 방황하고, 때로는 길을 잃은 듯 보일지라도, 결국 그 모든 것이 하나의 직선으로 연결되며 당신을 몰입의 경지로 이끌게 될 것이다.

몰입은 자존감에서 비롯된다

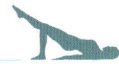

스스로를 믿는 힘이 몰입을 부른다

처음 필라테스를 시작하는 대부분의 사람들은 자신의 몸에 대한 자신감이 부족하거나, 이미 불만을 많이 품고 있다.

"이 동작이 왜 안 될까요?" "도대체 이게 언제쯤 가능해질까요?" "유연성이 부족해요." "근력이 약해요." "몸이 비대칭이에요."

이처럼 자신의 부족한 점을 스스로 지적하고, 자책하거나 조급한 감정에 빠지기도 한다. 몸은 존재만으로 칭찬받고 존중받아 마땅하다. 몸은 주어진 삶에 책임을 다해 살아내느라 종일 앉아 있거나 서 있으며 노동과 학업 어떤 방법으로든 스스로 선택하는 시간보다는 책임감으로 더 많은 시간을 소요한다. 몸을 유연하게 만드는 방법은 스트레칭이나 근력을 강화하는 방법이 기본이다. 그러나 그 전에 먼저 스스로 몸을 칭찬하고 보듬고 인정해줘야 한다. 몸과 마음 모두 혼내고 꾸짖기보다는 인정하고 칭찬하고 긍정적으로 대할 때 더 많은 성장을 할 수 있다.

필라테스 운동에는 리드미컬하게 움직이는 리듬과 다이내믹한 요소가 있다. 각 동작마다 고유한 리듬과 템포가 있고 그 리듬이 정확성과 집중을 포함하여 컨트롤을 돕는다. 필라테스 교육을 받고, 강사로 성장하기 위한 목적이 아니라면 필라테스를 수행하기에 하루 1시간도 좋다. 매트 필라테스 플로우와 리포머 플로우 그리고 캐딜락, 배럴, 체어 등 다양한 기구 운동까지 골고루 할 수 있다.

한 동작이 안 된다고 화내고 불평하고 짜증을 내며 그 동작만 하루 24시간 운동한다면 비효율적이다, 클래식 필라테스 플로우에 집중해서 첫 동작부터 마지막 동작까지 리드미컬하게 흐름이 이어지도록 한다. 매일 즐거운 마음으로 운동하는 방법이 훨씬 효율적이다. 매일 실천하면 몸이 그 리듬을 기억하여 습관으로 연결된다. 매일 조금씩 변화할 것이고 동작 하나의 효과보다 훨씬 더 많은 긍정적인 효과를 몸과 마음으로 경험할 수 있다.

몸이 비대칭으로 균형이 틀어졌다면 오랜 시간 근육이 뼈를 구조적으로 변화시킨 생활의 결과다. 이를 다시 균형 잡힌 몸으로 되돌리려면 여유로움을 갖고 매일 노력하며 긍정적인 마음을 가져야 한다. 20년 동안 잘못된 습관으로 비대칭이 되었다고 해도 교정하는 시간이 20년 걸리지 않는다. 교정하는 시간은 덜 소요될 것이다. 왜냐하면 의식적 흐름으로 집중하여 몸을 컨트롤하는 능력으로 노력해서 움직이기 때문이다. 흐름을 타고 몸과 마음이 혼연일체가 되는 과정이 반복될수록 몸은 마음에 마음은 몸에 지속해서 상호작용하는 신호를 교환하면서 자괴감으로 휩싸였던 일조차 자존감을 회복하게 만들어 준다.

필라테스를 통한 신체와 정신의 연결된 몰입은 자존감 성장에도 기여한다. 필라테스는 신체와 마음의 조화를 이루는 여정이다. 이 과정에서 자존감은 자신을 있는 그대로 받아들이고, 현재 상태에 만족하며, 더 나은 자신을 향해 나아가게 하는 힘이다. 자존감이 높은 사람은 실수나 부족함을 인정하면서도, 그로 인해 좌절하지 않고 오히려 더 나아가려는 의지를 갖는다. 필라테스에서는 동작 하나의 완벽함도 좋지만, 전체적인 흐름에 중점을 두는 것이 중요하다. 작은 실수나 부족함에 지나치게 몰입하면 자존감이 흔들릴 수 있다. 전체적인 동작의 흐름에 집중하고, 그 과정에서 자신을 긍정적으로 인정하면, 필라테스의 진정한 목표인 신체와 마음의 조화를 이룰 수 있다. 자존감은 자신을 사랑하고, 자신을 믿는 데서 나오며, 이는 필라테스에서의 흐름의 몰입 상태를 더욱 깊고 안정적으로 만들어준다. 동작의 처음부터 끝까지 흐름대로 이어서 연결하여 하나의 목표를 이루어내면 자존감과 성취감을 함께 높일 수 있다.

필라테스 동작을 수행할 때 긍정적인 자기 대화는 스스로 능력과 현재 상태를 인정하고, 그 과정에서 나타나는 작은 성취를 기뻐하는 것이다. 동작의 실수나 부족함에 과도하게 몰입하지 않고, 전체적인 동작의 흐름에 집중할 때, 자연스럽게 몰입 상태에 도달할 수 있다. 이는 필라테스에서뿐만 아니라, 삶 전체에서 자기 성장을 끌어내는 중요한 원칙이다. 자기 인정은 자신의 현재 상태를 있는 그대로 받아들이는 것이다. 필라테스에서 중요한 요소는 바로 이 자기 인정이다. 종종 자신의 부족함에 집착하고, 그로 인해 자신을 스스로 비난하기 쉽지만, 이러한 태도보다는 현재 상태를 인정하고, 그 안에서 긍정적인 변화를 끌어내는 것은 대단히 의미 있는 일이다. 긍정은 단지 좋은 것을 보는 것이 아니라, 나의 부족함 속에서 성장할 가능성을 발견하는 것이다. 필라테스는 신체와 마음을 연결하고, 그 과정에서 나의 한계를 인정하며, 그 한계를 넘어서는 경험을 제공한다. 이러한 긍정적인 자기 대화는 필라테스에서 몰입을 가능하게 하고, 나아가 삶 전반에 걸쳐 더 나은 성취를 이루는 힘이 된다.

필라테스에서 동작의 흐름에 집중하는 것은 기계적인 움직임으로 동작을 이어가기보다는 그 속에서 몸과 마음이 하나로 연결되는 순간을 경험하는 것이다. 작은 실수에 집착하며 전체적인 흐름을 놓치기 쉽지만, 필라테스에서는 이 흐름을 중시하며, 그 안에서 자신을 자유롭게 표현하는 것이 중요하다. 동작의 부족함에 연연하지 말고, 전체적인 동작의 흐름에 관심을 가질 때, 어느 순간 자연스럽게 몰입이라는 선물이 찾아온다. 이 몰입 상태는 오히려 부족했던 필라테스에서의 동작을 완성할 뿐만 아니라, 삶에서 더 큰 성취와 만족을 가져다준다. 필라테스는 자기 내면과 연결되는 과정이며, 그 속에서 진정한 자아를 발견하는 여정이다.

매일 성장하는 신체는 계속 좋아지지만 중력으로부터 버텨내야 하고, 이렇게 버티는 중력은 곧 세월을 버텨내는 원리와 일치한다. 몇 년 동안 노력으로 좋아지던 몸이 사고나 부상으로 체력이 곤두박질하듯 떨어지면 그 순간부터 또 받아들여야 한다.

한때 거식증으로 지금보다 체중이 15kg이나 적었던 시절이 있었다. 굶는 데는 자신 있었고, 많이 먹은 날에는 손가락을 입에 넣어 억지로 토해내거나 며칠씩 거의 아무것도 먹지 않으며 버텼다. 그 혹독한 반복 속에서 위는 점점 약해졌고, 결국 위장장애와 함께 오랜 시간 역류성 식도염으로 고생했다.

그 시기의 무리한 체중 조절과 스트레스는 건강에도 큰 영향을 미쳤다. 습관성 유산을 여러 번 겪었고, 자궁외임신으로 한쪽 나팔관을 절제하는 수술을 받아야 했다. 그로 인한 심리적 불안정감이 동반되며 몸과 마음은 쉽게 균형을 잃곤 했다.

게다가 반복된 교통사고와 잦은 골절과 수술로 체력과 신체는 회복보다는 '유지'만으로도 다행이라 여겨질 만큼 위태로운 상태였다. 매일 아침, 조금 덜 아픈 몸을 확인하는 것만으로도 감사해야 했던 시절이었다.

필라테스로 재활운동까지 함께하면서 다행히도 건강 체질로 체력 유지를 잘하고 있다. 사고로 부상이 있을 때마다 몸이 아프면 마음도 약해지고, 마음이 약해지면 몸도 약해지는데 아픈 몸, 다친 몸도 빠르게 인정하고 받아들이게 된다. 사고는 이미 일어났고, 몸도 이미 다쳤다면 현재 상태에서부터 다시 할 수 있는 만큼 필라테스를 하면서 다시 만들면 된다고 생각한다. 현재의 나를 가장 긍정적으로 받아들이고 인정하는 것이 몸과 마음을 연결하는 흐름에 몰입하는 또 하나의 방법이다.

> **실천을 도와주는 윤정 생각**

- 누구나 자기 몸에 대한 자신감을 처음부터 갖기는 힘들다. 밥을 먹듯이 자기 몸이 말하는 목소리를 귀 기울여 내 몸이 지금 무엇을 원하는지 한 번이라도 진지하게 들어보자. 다른 사람의 이야기를 귀담아듣듯이 내 몸이 말하고 싶은 욕망이 무엇인지를 한 번이라도 귀담아들어 본다면 그 순간이 내 몸에 대한 돌봄이 시작되는 놀라운 출발점이 될 수 있다.

- 필라테스는 몸과 마음이 혼연일체를 만들어 몸이 정신에게 말하고 정신이 몸에 말하는 과정에 몰입하면서 심신이 한 몸으로 맞물려 최적의 행복감을 맛보는 경이로운 운동이다. 매일매일 자기 몸을 정신과 조화를 이루는 순간으로 몰입하게 만드는 운동이 바로 필라테스다. 자괴감에 빠져 부정적인 생각을 하는 몸도 자존감으로 거듭나게 만드는 비밀 운동이 필라테스다.

- 작은 실수에 일희일비하지 말고 큰 그림을 그리며 내 몸이 지향하는 미지의 움직임을 상상하며 이미지를 그려 보자. 실수해도 큰 그림을 그리는 가운데 벌어지는 작은 동작임을 생각하고 괘념치 말고 전체적인 움직임에 주목하자. 큰 그림 속에서 작은 레고블럭이 조합되는 것처럼 서서히 리듬을 타면서 조화로운 몰입 상태로 진입하게 될 것이다.

PART 6

호흡

호흡이 순조로워야 호연지기의 기상을 얻는다

정확하게 호흡해야 세상의 소리를 흡수할 수 있다. 호흡은 필라테스와 인생을 연결하는 살아있는 증인이다. 호흡이 멈추는 순간 사람의 생명도 멈춘다. 숨이 멎기 전에 필라테스를 통해 진정한 쉼의 본질을 깨달을 필요가 있다.

사람은 태어나서 죽을 때까지 숨을 쉰다. 숨을 쉬는 것은 태어나면서부터 시작되는 삶의 가장 기본적이고 자연스러운 행동 중 하나다. 호흡은 생명의 기반이자 존재의 근본적인 행위다. 그러나 사람들은 일상에서 깊게 숨을 쉬는 호흡의 중요성에 대해 올바르게 인식하지 못하고 있다. 무의식적으로 점점 얕게 호흡하면서 깊은 호흡이 가져다주는 무한한 혜택을 간과하고 있다. 현대인들이 얕은 호흡을 하는 주된 원인은 장시간 동안 앉아 있는 습관 때문이다. 편리해진 생활환경이 복부와 등, 목의 근육을 약화하고, 척추의 자연스러운 곡선을 급한 커브로 만든다. 이런 생활 습관 때문에 호흡 근육의 활동 범위가 제한되거나 얕은 호흡을 할 수밖에 없는 습관이 반복된다. 얕은 호흡은 몸의 산소 공급을 제한하여 혈액순환에 부정적인 영향을 준다. 설상가상으로 체내의 신경, 근육, 장기 등의 기능이 저하되며, 이는 면역력 감소와 같은 다양한 건강 문제로 연결되어 악순환이 반복된다.

해부학적으로 척주는 경추 7개, 흉추 12개, 요추 5개, 그리고 골반과 연결되는 천추 5개와 미추 4개로 구성되어 총 33개의 척추뼈가 몸의 기둥을 이루고 있다. 이 중 천추와 미추는 성인이 되면 융합되어 단단한 뼈로 자리 잡는다.

척추뼈 하나하나는 단순히 구조를 지지하는 역할을 넘어, 그 사이를 지나는 척수와 신경을 보호하고, 전신의 감각과 운동을 조절하는 중요한 통로 역할을 한다. 필라테스에서 말하는 '중심' 역시 이 33개의 척추뼈와 신경 체계가 유기적으로 작동할 때 비로소 몸과 마음의 균형이 가능하다는 원리 위에 세워져 있다.

흥미로운 상징도 있다. 민족대표가 33인이며, 보신각 종도 새해 첫날 33번 울린다. 이 수의 상징성은 우연이 아닐지 모른다. 사방팔방을 뜻하는 4×8은 32지만, 마지막 하나를 더해 완전한 균형, 곧 '33'이 되는 셈이다. 뚜껑이 열린 二를 닫으면 三이 되는 것처럼, 중심을 찾는 여정도 결국은 흩어진 조각들을 하나로 잇는 과정이다.

척추의 33개 뼈가 정렬되고 그 사이를 흐르는 신경이 명료하게 반응할 때, 우리는 비로소 몸의 중심, 나아가 삶의 중심을 되찾게 된다.

척수신경은 뇌와 몸을 연결하는 중추 통로 역할을 한다. 척수신경망 덕분에 우리는 전신의 감각과 운동 기능을 조절할 수 있다. 특히 척수에서 분기되는 자율신경은 심장박동, 호흡, 소화, 눈물·타액 분비 등 생명 유지에 필수적인 시스템을 스스로 관리하도록 돕는다. 하지만 자세가 구부정해지면, 요추 및 흉추 부위가 앞·뒤로 과도하게 굽어 척추관이 압박될 수 있다. 이로 인해 신경신호의 전달이 방해받고, 호흡은 얕아지며, 전신 기능도 저하될 수 있다. 흔히 일자목·둥근 어깨·편평한 척추(척추 측만 등)가 보정될 때, 흉곽 움직임이 확장되며 호흡근(가로막·늑간근)이 활성화된다.

　바른 정렬은 단지 척추 수직의 문제를 넘어, 척수신경이 전신으로 신호를 원활히 보내는 통로로 기능하도록 돕는다. 척추 정렬이 회복되면 호흡의 깊이와 범위가 넓어지고, 부교감신경 활성화, 심박 안정화, 스트레스 감소, 면역력 강화라는 긍정 순환이 시작된다. 필라테스에서는 호흡을 통해 이 모든 시스템을 통합적으로 활성화한다. "숨을 깊게 들이마신다"는 의미를 넘어, 호흡의 양과 질을 높이는 통합적인 신체 반응을 만드는 것이 바로 필라테스 호흡 훈련의 핵심이다.

　좋아하거나 반복적으로 수행하는 일을 이야기할 때, '숨 쉬듯'이라는 수식어를 사용하곤 한다. 작은 변화라고 생각했지만 숨 쉬듯 자연스럽게 시작하는 모든 순간은 그 순간이 모이고 모여 한순간의 축적이 한평생을 만든다. 이상적으로 꿈꾸는 나의 모습에 가까워지기 위해서는 몸을 부지런히 움직여야 한다. 몸을 움직일 때 가장 중요한 첫 출발이 호흡이다. 운동의 첫 시작이 '숨쉬기 운동'부터라고 해도 과언이 아니다. 깊게 호흡하는 순간을 반복적으로 연습하면 꿈꾸는 이상을 현실로 구현시키려는 강한 의욕도 생긴다.

　삶이 힘들어지면 깊은 한숨이 나온다. 특별한 주의 없이 자기도 모르게 내쉬는 한숨을 의식적으로 반복하는 깊은 큰 숨으로 바꾸면 훨씬 더 에너지가 좋아진다. 빠른 호흡은 화가 나거나, 달리기하거나 격할 때 나온다. 호흡은 땀과 함께 나오면 좋은 순환이 되지만 감정과 함께 나오면 격한 분노로 바뀐다. 감정과 함께 무의식적으로 쉬는 빠른 호흡은 가급적 여유를 갖고 릴렉스하는 기분으로 자연스럽게 쉬는 큰 숨으로 바꾼다. 격한 운동 덕분에 나오는 땀과 동반되어 빠르게 호흡하는 순간은 가급적 근육을 이완시켜 여유롭게 반복하는 깊은 호흡으로 바꾸는 연습이 필요하다.

조셉 필라테스는 마시는 호흡보다 내쉬는 호흡을 강조하였다. 마치 폐 속에 남은 숨이 없도록 끝까지 쥐어짜는 호흡을 말한다. 호흡은 몸의 각 기관에 산소를 흘려보내며, 세포들이 산소를 받아들이고 활력을 얻게 하는 원동력이다. 나아가 호흡은 몸의 에너지와 기능을 최적화하고, 생명력을 촉진하는 소중한 역할을 담당한다. 의식적으로 호흡을 조절함으로써 몸의 감각을 더욱 민감하게 인식하고, 마음과 몸의 상태를 조절할 수 있다. 몸과 마음을 연결하는 조화로운 통합은 운동 동작을 수행할 때도 여실히 드러난다. 호흡은 몸과 마음을 혼연일체로 연결하게 해주며, 내면을 안정시킬 뿐만 아니라 평화로운 정신 상태를 유지할 수 있도록 도와주는 촉진제나 다름없다.

필라테스의 원리 중에 호흡은 신경계, 근골격계의 균형을 조화롭게 하여 감정을 안정적으로 유지하도록 도와줄 뿐만 아니라 몸과 마음이 조화롭게 연결되는 매개적 역할을 수행하게 만든다. 좋은 호흡은 몸과 마음을 조화로운 유기체로 만들어 몸이 발휘하는 활력과 기능을 근원적으로 변화시킨다. 호흡이 원활하게 이루어지면 몸은 중심을 잡고 마음과 막힘없이 소통하면서 자유롭게 몸이 마음을, 마음이 몸을 컨트롤하는 능력까지 생기게 만든다.

짧은 호흡이 부르는
심리적 불안

숨이 막히면 마음도 막힌다

깊은 호흡은 마시는 호흡이 횡격막을 아래로 밀어낸다. 호흡을 통해 깊게 들이마시면 산소가 신체 각 기관에 전달된다. 코르티솔, 카테콜아민 호르몬은 감소해 교감 신경계를 안정시키고, 부교감신경 활동을 촉진해 혈압 안정, 스트레스 완화, 면역력도 강화된다. 느리고 깊은 호흡이 신체와 정신적인 측면에서 긍정적인 효과가 있다. 하지만 현대인들은 각종 이미지와 영상, 특히 숏츠 영상과 짧은 글을 습관적으로 보면서 호흡이 짧아지고 긴 시간을 들여 깊이 사색하는 시간을 완전히 잊어버리고 있다. 호흡이 짧아진다는 이야기는 그만큼 사람들에게 여유가 없어진다는 의미이고 심리적으로도 조급해진다는 뜻이다.

이런 연장선상에서 대부분 일상생활에서는 얕은 호흡을 한다. 코로 짧게 마시고 짧게 내쉰다. 그 짧은 호흡마저도 호기롭지 않다. 환경오염으로 미세먼지가 많고, 건조한 날씨 탓에 콧속(鼻腔, 비강)은 평소에도 부어있어서 많은 숨을 들이마시는 것조차 어렵다. 그래서 일반적으로 깊은 호흡이라는 단어를 떠올리면 Deep Breath와 같은 단어가 연상되면서 명상하는 장면이 떠올려진다. 깊은 호흡을 하는 것이 본래 일상적인 습관이었는데 사람들은 언젠가부터 호흡이 짧아지면서 심폐기능이 악화하고 더불어 늘 불안한 심리가 작동하고 있다. 이것이 필라테스를 통해 깊은 호흡을 다시 회복시켜야 하는 까닭이다.

심호흡을 권유할 때를 떠올리면 긴장되거나 강한 스트레스를 받을 때다. 인위적으로 깊은 호흡을 하는 순간이 생각보다 잘 없다. 깊은 호흡으로 호흡량을 늘리려면 크게 숨을 마시고 1~2초 참고 4~5초 내쉰다. 필라테스에서 호흡은 인위적으로 들숨과 날숨을 구분하지만 숨을 참고 멈추는 동작으로 의도적으로 하지 않는다. 숨을 들이마시고 내쉬는 사이를 리드미컬하게 연결해 더 깊은 호흡으로 갈 수 있도록 몸을 준비시킨다.

스트레스를 받으면 마음이 불안정해지고 교감신경이 활성화되어 호흡이 얕아짐과 더불어 거칠고 빨라진다. 마음이 불안정해지면 호흡도 함께 불안정해진다. 깊은 복식호흡은 부교감신경을 활성화하는 작동 스위치가 된다. 스트레스받을 때는 깊은 호흡을 마시고 되도록 실내보다는 외부에서 좋은 공기를 마시도록 한다. 이처럼 호흡은 심리적 안정과 불안정, 만족과 불만족, 기쁨과 슬픔과 같은 감정 조절에도 직접적으로 관여한다. 호흡 조절을 통해 감정을 조절하고 통제하는 최적의 방법의 하나가 필라테스다.

스트레스를 받거나, 흉식·복식호흡이 어려운 상황, 운동 중 근육 수축·이완과 함께 호흡이 불안정해질 때, 또는 불면증으로 깊은 잠에 들기 어려운 경우에는 산소 공급을 통해 부교감신경을 안정시키는 것이 좋다. 이때 들이쉬기보다 내쉬기에 집중하는 호흡법이 큰 도움을 준다. 호흡은 자율신경계를 편안하게 조율해준다. 속쓰림이나 가슴 답답함이 있을 때도 마찬가지다. 특히 역류성 식도염처럼 위산 역류로 속이 쓰릴 경우에는 횡격막을 활용한 코 호흡이 효과적이다. 위와 복부 사이에는 횡격막이, 골반과 복강 아래에는 골반저근이 있어 상·하 복부를 자연스럽게 지지한다. 코로 깊이 마시는 횡격막 호흡은 변연계와 자율신경계를 자극해 안정적 감정 조절과 심화된 내면 집중을 가능하게 한다. 또한 코로 호흡하면서 공기가 코털·점액·점막을 통과하면 유해 물질이 걸러지고, 입으로 숨을 들이쉬는 것보다 세균 유입·번식이 줄어든다. 이는 필연적으로 우리 호흡의 질을 높이고, 면역 기능을 지원한다.

날이 갈수록 호흡을 방해하는 한 가지 강력한 요인은 바이러스다. 바이러스에 대응하려면 코로 호흡해야 한다. 입이 아닌 코를 통해 호흡하는 것을 의미한다. 즉 코로 공기를 들이마시고 내쉬는 것을 의미한다. 코로 호흡을 하는 것이 효과적인 이유는 비막이 효과적으로 작동할 수 있기 때문이다. 비막은 공기 중의 먼지, 세균 및 기타 불순물을 걸러내고 청소하는 역할을 한다. 코를 통해 호흡하면 외부의 해로운 물질로부터 몸을 보호할 수 있다. 코로 호흡하면 호흡 공기가 감쇄하고 가열되어 몸이 편안한 상태를 유지할 수 있다. 코는 호흡 공기에 수증기를 추가하여 기도 내부를 보호하고 건조함을 줄인다. 코로 호흡하면 코 내부에서 산화질소(질소산화물)가 생성된다. 이 화합물은 혈관을 확장하고 혈액순환을 촉진하여 혈압을 조절하고 산소 및 영양소의 공급을 개선하는 데 도움이 된다. 코로 호흡하면 주로 흉추의 횡격막 및 가슴근육이 사용되어 호흡 근육의 균형을 유지할 수 있다.

호흡은 모든 생명체의 기본 생리적 메커니즘 중 가장 소중하면서도 기본적인 움직임이다. 호흡이 잘못되기 시작하면 신체 기능은 물론 정신적 작용도 올바르게 일어나지 않는다. 이런 중요성에도 불구하고 현대인들의 심리 상태는 불안감으로 가득 차게 되고, 조급함이 앞을 다퉈 찾아들기 시작한다. 현대인들의 이런 심각한 증세를 회복하고 심리적 불안감을 해소하는 한 가지 방법이 필라테스다. 필라테스를 통해 호흡을 조절하며 심신을 이완시키는 연습을 반복하면 불안감은 물론 조급증도 완화될 뿐만 아니라 나를 불안하게 만드는 외부적 요인을 조절하고 통제할 수 있는 능력이 생긴다. 깊은 호흡으로 몸과 마음을 안정시키면 더불어 기분도 좋아지고 긍정적인 기운이 감돌기 시작한다. 또한 깊게 숨을 쉬는 호흡 습관은 몸과 마음을 안정시켜 매 순간 가장 현명한 판단을 할 수 있도록 돕는다.

실천을 도와주는 윤정 생각

- 깊은 호흡을 방해하는 이미지, 영상, 짧은 웹툰 등을 보는 기회를 될 수 있으면 줄이고 깊이 사색하는 읽기나 산책 등을 생활화한다.
- 나의 호흡을 빨리 뛰게 만드는 부정적인 요인이 무엇인지를 목록화한 다음, 호흡 방해요인을 어떻게 하면 제거하거나 줄일 수 있는지를 생각해보고 실천에 옮길 수 있는 대안을 모색한다.
- 정신이나 마음은 몸과 따로 떨어져 있지 않다. 불안하거나 조급해지는 이유는 신체적으로도 피곤하거나 안정 상태가 아니라는 말이다. 우선 몸이 중심을 잡고 긴 호흡을 통해 깊게 생각해보는 정리의 시간을 의도적으로 가져본다.
- 평소 앉아 있는 자세부터 바꾸는 습관을 들이자. 구부정한 자세로 오랫동안 컴퓨터 작업을 하면 내장에 스트레스가 가중되고 거북목이 되어 원활한 호흡이 일어나지 않을 수 있다. 자세부터 올바르게 앉아서 일하는 습관을 만들자.

긍정의 큰 숨이
부정적 한숨을 언제나 이긴다

큰 숨이 더 큰 용기를 낳는다

걱정이 많은 사람은 한숨을 쉰다. 땅이 꺼질 듯 한숨을 쉰다고 표현한다. 한숨의 방향은 아래쪽으로 향한다. 일반적으로 사람들이 고개를 숙인 모습을 긍정적인 의미로 해석해보면 겸손해야 할 때이다. 긍정적인 사람은 큰 숨을 쉰다. 큰 숨의 방향은 위를 향한다. 숨에 꿈과 희망을 담아 위로 쉬어야 그 뜻이 하늘이 전달된다는 의미다. 고개를 들어 위를 바라보면 매일 선물처럼 아름다운 하늘을 바라볼 수 있다. 고개를 들어 세상을 바라보는 시선은 당당하고 큰 뜻을 품어야 한다. 고개를 든 모습은 몸을 세워서 자세가 당당하고 큰 뜻을 품은 모습이다. 바르고 곧은 자세가 몸을 세우고, 몸이 맘을 세우고, 맘이 몸을 세우면 자연스럽게 큰 숨을 쉴 수 있다. 몸이 바닥을 향하고 있으면 큰 숨도 한숨이 된다. 걱정을 많이 하면 바닥을 오래 바라보게 된다. 바라보는 시선이 삶의 방향을 안내한다. 현실을 직시하고 또렷하게 앞을 바라보며 눈빛이 빛날 때 큰 숨을 쉬며 미래지향적인 꿈을 설계할 수 있다. 시제가 현재에 있음에도 불구하고, 일어나지 않는 일을 걱정하는 한숨은 뒤를 바라보며 후퇴하게 만든다.

몸은 전체적으로 보이는 모양shape과 선line이 중요하다. 몸이 나타내는 모습은 화살표처럼 방향으로 그려질 수 있다. 아프거나 힘들 때를 생각해보면 몸의 방향이 아래를 향하고 있다. 즐겁거나 신나는 모습을 생각해보면 몸이 나타내는 전체적인 모습은 화살표가 위를 향하고 등등하다. 숨이 흐르는 방향과 에너지의 방향은 결이 비슷하다. 평소 삶에서 늘 평범하게 쉬는 숨의 방향을 고르게 좋은 방향을 향하게 하면 에너지의 방향도 함께 좋아진다. 호흡의 흐름은 사람의 결과 비슷하다. 나와 비슷한 사람은 호흡의 템포도 비슷하다. 그 호흡은 말과 웃음이기도 하다. 어떤 말을 자주 사용할 때 등장하는 언어의 흐름이 곧 호흡의 흐름과 같다. 그런 호흡이 같은 사람들은 만나면 잘 통한다고 느낀다.

운동의 종류에 따라 들숨과 날숨의 호흡 패턴이 다르다. 격한 운동을 좋아하는 사람들은 호흡의 패턴이 격하다. 격한 운동을 하면 호흡은 깊고 넓고 격하고 빠르다. 깊은 호흡으로 마시고 내쉬게 된다. 양궁처럼 멈춤으로 호흡을 가다듬어야 하는 운동은 들숨과 날숨이 조용하고 느리고 깊다. 격한 신체의 움직임은 격한 호흡을 가져오고 느리고 깊은 생각을 요구하는 신체는 그에 상응하는 호흡을 요구한다. 신체적 움직임과 호흡은 언제나 함께 연주하는 합주다.

웃음소리의 템포가 친한 사람들은 소리 나는 웃음과 잠시 멈춤의 템포가 비슷하다. 감각기능이 비슷하기 때문이다. 자세가 비슷하면 호흡의 결도 비슷하다. 자세가 좋으면 좋은 호흡을 할 수 있고, 좋은 호흡을 하면 자세가 좋아질 수 있다. 관상이란 눈, 코, 입이 얼굴에서 차지하는 전체적인 모습과 이미지에 대한 통계적인 특징을 나타낸다. 그런데 얼굴의 이미지를 좌우하는 관상에도 몸이 포함된다. 체형과 체격은 얼굴에도 영향을 미친다. 몸과 독립적으로 존재하는 관상은 없다. 몸의 움직임과 자세, 몸을 관통하는 호흡은 나도 모르게 얼굴에 이미지로 나타난다. 뭔가 경지에 오른 사람들은 호흡부터 다르다. 위기에 처하고 불안감이 가중되어도 호흡을 가다듬고 전체적인 상황을 종합적으로 판단하는 능력이 몸에 배어 있다. 얼굴은 성형을 통해 외적 이미지는 바꿀 수 있지만 얼굴에 흐르는 그 사람의 인격적 면모는 바꿀 수 없다. 하지만 몸은 운동을 통해 얼마든지 바꿀 수 있다.

필라테스 센터를 운영하면서도 매일매일 여러 일들이 생기고, 그 일들을 해결해낸다. 나와 다른 사람들의 생각들 그리고 내 마음 같지 않은 사람들은 같은 말을 오해하기도 하고, 일어나지 않은 일들이 이미 확정되어 다른 이슈를 만들기도 한다. 이런 일상이 매일이다. 이렇게 작은 사업체를 운영하는데도 이 정도면 더 큰 사업을 하면 얼마나 다양한 일들이 매일 벌어질까 싶다. 뉴스에 나오는 사건만 봐도 매일 놀라운 일들이 가득하다. 성공한 사람들은 이런 일을 겪어냈기 때문에 그 자리에 있다는 생각이 든다.

첫 강의를 할 때 되돌아보면 떨리고, 입이 바짝바짝 마르고, 숨이 잘 쉬어지지 않고 심장이 밖으로 튀어나올 듯했다. 마찬가지로 필라테스 지도자과정을 오래 운영하고 있으니 많은 강사의 이런 모습을 수도 없이 봤다. 경력은 내가 하는 일을 얼마나 오래 하고 있는지보다 얼마나 유연하게 할 수 있는지를 나타내는 지표 같다. 지금도 새로운 환경에서 새로운 사람들을 만나는 강의는 첫 수업과는 다른 긴장감이 있지만, 지나고 보면 오랜 시간의 경험이 나를 이끌어준다. 처음엔 공간과 자리에 대한 부담감이 있지만, 곧 내 전문 분야의 강의를 하게 되면 오랫동안 익숙한 단어와 전문성이 나를 끌어낸다. 곧 안정적인 호흡을 하게 된다. 지나간 일도 다가올 일도 다 별일 아니라고 생각하면 호흡은 안정적으로 된다. 안정적이고 깊은 호흡으로 내 몸과 마음을 연결하면 매 순간 현명한 판단을 할 수 있는 지혜로움을 준비할 수 있다.

위기 상황이 오거나 불안감에 휩싸였을 때 조바심으로 뭔가를 빨리 해결하려고 서두르면 오히려 일이 꼬인다. 아무리 난국이 펼쳐져도 시간이 지나면 평정된다. 고수일수록 당황하지 않고 큰 숨을 쉬며 먹구름 속의 태양을 보고 긍정적인 대안을 찾아 나선다. 하수일수록 경거망동하고 서두르며 조급하게 의사결정을 하려다 다 망하는 경우가 많다. 호흡은 이런 모든 일의 중심이다. 호흡이 하수와 고수, 부정과 긍정을 가르는 잣대이자 기준이다. 호흡을 고르고 큰 숨을 쉬며 큰 그림을 그려내는 연습을 꾸준히 할수록 성공하는 사람의 대열에 들어갈 수 있다. 필라테스는 큰 숨을 쉬며 마음속에 들끓는 불안감을 해소하고 부정적인 생각을 몰아내 심신의 안정을 도모하는 최적의 운동이다.

실천을 도와주는 윤정 생각

- 긍정의 생각은 긍정의 언어가 만든다. 평소 언어 사용 습관부터 바꿔보자. 부정의 언어를 걸러내고 긍정의 언어를 사용하는 습관을 만들자. 긍정의 언어는 긍정적인 큰 숨을 부르는 원동력으로 작용할 수 있다.

- 먼 산을 넘으려면 앞산부터 넘어야 한다. 앞산을 넘지 않고 먼 산을 바라보며 한숨만 쉬면 한탄밖에 나오지 않는다. 먼 산을 바라보며 큰 숨을 쉬어보자. 그리고 먼 산까지 가는 여정에 앞서 마음속에 앞산부터 넘는 여유를 찾아보자.

- 걱정해서 해결될 문제는 거의 없다. 걱정하고 한숨 쉴 시간에 몸을 움직여 한두 가지 산적(散積)한 과제를 해결하면서 주변을 정리해보자. 산만한 주변이 정리될수록 한숨은 사라지고 큰 숨이 쉬어지면서 미래의 큰 그림도 그릴 수 있게 될 것이다.

숨쉬기도
운동이다

자연스러운 치유의 힘

　호흡은 흉곽의 움직임, 횡격막의 수축과 이완, 복부 근육과 골반저근의 협응까지 동반하는 전신의 움직임이다. 즉, 숨을 쉬는 행위 자체가 곧 신체 전반의 안정성과 움직임에 영향을 주는 통합된 기능 운동이다.

　이러한 호흡은 특히 횡격막diaphragm을 중심으로 한 복부 내압intra-abdominal pressure 조절과 연관된다. 척추의 안정성과 코어 근육군의 활성화는 호흡과 동기화되며, 이는 필라테스의 움직임 하나하나에 생리학적 리듬과 정밀함을 부여한다. 이처럼 필라테스의 호흡은 단순한 들숨과 날숨을 넘어, 몸 전체의 정렬과 운동 효율성을 조율하는 핵심 기전이다.

　필라테스에서 호흡은 몸의 움직임이 같이 일어나는 숨쉬기 운동이다. 흔히 숨쉬기 운동이라고 하면 운동이 아니라는 선입견이나 편견을 갖고 있다. 하지만 숨쉬기 운동이야말로 모든 운동의 기본 중의 기본이다. 아무리 좋은 운동을 반복한다고 해도 숨쉬기 운동이 제대로 이루어지지 않는다면 운동 효과가 절감되거나 운동이 부정적인 영향을 미칠 수 있다.

필라테스 동작 중 헌드레드Hundred는 5번 마시고, 5번 내쉬며 10회 반복하면 100번의 호흡을 연속적으로 하게 된다. 그 호흡으로 인해 전신의 순환이 이루어진다. 한 번에 크게 호흡량을 늘리기 쉽지 않으므로 5번으로 짧게 끊어서 반복하며 호흡량을 늘려낸다. 헌드레드는 클래식 필라테스에서 모든 동작을 시작하기 전에 실시하는 전신 Warm up 동작이다. 100번의 호흡만 반복하더라도 놀라운 효과를 볼 수 있다. 사실 우리가 100번의 호흡을 의도적으로 반복하는 경우는 거의 없다. 가쁘게 몰아쉬는 일상적 습관 때문에 100번의 호흡을 의도적으로 실천하는 것만으로도 처음 실행하는 사람에게는 어려울 수 있다. 일반적으로 생활에서 건강의 문제는 호흡 부족, 수분 부족, 수면 부족이 서로 영향을 주고받으면서 생기는 복합적인 문제다.

일상에서 깊은 호흡을 위한 연습이 필요하다. 깊은 호흡은 정신과 연결되는 지름길이다. 무조건 꼭 눈을 감고 명상하지 않더라도 깊게 마시는 숨이 정신으로도 깊이 들어와 연결된다.

깊은 호흡은 자율신경계, 특히 교감신경과 부교감신경의 균형을 조절하는 데 중요한 역할을 한다. 필라테스에서는 이러한 깊은 호흡을 유도하고 훈련할 수 있는 다양한 동작들이 있다. 매트 필라테스 동작 중 대표적인 예가 바로 '헌드레드Hundred'이다. 이 외에도 'Spine Stretch Forward', 'Saw', 'Mermaid Stretch' 같은 동작들은 척추의 움직임과 호흡을 조화롭게 연결시키는 훈련으로, 신체의 정렬을 개선하고 호흡을 보다 깊고 효율적으로 수행할 수 있도록 돕는다.

예를 들어, 'Saw'는 상체를 좌우로 회전하며 척추의 유연성을 증진시키고, 'Mermaid Stretch'는 측면 근육을 길게 늘려 호흡에 관여하는 늑간근intercostal muscles의 기능을 강화한다. 이러한 일련의 동작을 반복하면서 횡격막과 보조 호흡근들의 활동성을 높여, 실제로 호흡량과 호흡 깊이를 증가시킬 수 있다.

필라테스에서 헌드레드Hundred의 의미는 일종의 100번의 마법이라고 볼 수 있다. 100번의 호흡이 삶을 바꾼다는 의미로 해석해본다. 평온한 자세로 호흡을 깊이 있게 반복하는 것만으로도 삶의 평온함을 불러와 신체는 물론 정신까지도 이완시켜 긴장감을 해소하고 마음의 평정을 기할 수 있다. 짧지만 강한 힘을 끌어내는 힘 있는 호흡, 근육의 이완을 돕는 유연한 호흡, 일상생활에서는 움직임이 부족한 몸의 측면을 이용하는 낯선 호흡, 3D처럼 다양한 측면에서의 호흡 등 이런 동작은 호흡으로 호흡의 양을 증가시키면서 호흡 근육을 활성화할 수 있다.

복부 시리즈Abdominal Series는 필라테스의 복부 강화 프로그램으로 강한 복부 수축력을 요구하는 집중적인 운동이다. 그러나 이 동작을 수행한 뒤 많은 사람들이 "목이 너무 아파요"라고 토로한다. 이는 복부의 근력이 충분하지 않거나, 호흡과 움직임의 조화가 깨졌을 때 흔히 발생하는 현상이다. 특히 복부의 힘이 부족한 경우, 상체를 들어올리는 부하가 목과 어깨로 전가되면서 경추 주변의 긴장이 과도하게 증가한다. 이런 상태에서 목덜미를 손으로 받치거나, 갑작스럽게 머리를 내려놓는 방식은 일시적인 보완으로 좋지만, 구조적인 문제를 해결하지 못한다.

이럴 때 필요한 동작이 바로 Spine Stretch Forward이다. 이 동작은 척추기립근과 등 부위의 긴장된 근육을 중력 방향으로 부드럽게 이완시키며, 고개를 아래로 내리며 경추 7개를 순서대로 몸통을 앞으로 숙이는 과정을 통해 흉추 12개 요추 5개 순서대로 분절하는 움직임으로 경추와 흉추의 정렬을 회복시킨다. 이때 호흡은 근막의 이완과 자율신경계의 안정을 함께 이끈다. 들숨과 날숨이 의식적으로 연결될 때, 횡격막과 복부 근육은 긴장을 풀고 신경계를 안정화시키는 역할을 한다.

또한 이 동작은 복부 근육이 약해져 목으로 집중되는 부담을 완충해주는 교정적 효과를 가진다. 근력과 이완, 정렬과 호흡이 하나로 연결되는 복합적 움직임 속에서, Spine Stretch Forward는 목과 어깨에 몰린 불필요한 긴장을 풀어내며 몸의 정렬을 다시 세워주는 전환점이 된다.

이처럼 클래식 필라테스에서 동작과 동작의 연결된 흐름은 몸의 구조적 해부학적 이해와 긴밀하게 연결되어 있다. 그것은 '움직임'이라는 언어로 신체와 대화하는, 지적인 운동이자 감각의 훈련이다.

'쏘우Saw' 동작은 톱질하는 모양에서 이름을 따왔다. 몸통을 회전하며 팔을 대각선 방향으로 뻗는 모습이 마치 톱을 양손으로 밀고 당기는 동작을 연상시킨다. 그러나 그 이름 이면에는 단순한 유사성을 넘어서는 정교한 신체 움직임의 원리가 숨어 있다.

척추를 길게 들어 올린 상태에서 상체를 회전하고, 한쪽 팔은 앞으로, 다른 쪽 팔은 뒤로 길게 뻗는 이 움직임은 흉추의 회전, 견갑골의 안정, 그리고 흉곽 측면의 개방을 동시에 유도한다. 특히 흉곽의 측면을 감싸는 외늑간근과 내늑간근, 그리고 회전근계의 균형을 촉진하며, 상체 회전을 통해 척추의 압박을 완화하는 디스크 감압 효과까지 기대할 수 있다. 이때 하체는 양 다리를 플렉스한 상태로 바닥에 고정되며, 견고한 골반의 안정성 위에서 상체의 분리된 움직임이 가능해진다.

'머메이드 스트레치Mermaid Stretch'는 우리 일상에서 거의 사용하지 않는 몸의 측면, 특히 측면 복사근과 늑간근을 정렬하고 활성화하는 데 효과적인 동작이다. 바다를 유영하는 인어의 유연한 선을 닮은 이 동작은 몸을 한쪽으로 기울이며 상체를 유연하게 확장시킨다. 갈비뼈 사이사이 근육들을 부드럽게 열어주고, 숨을 들이마실 때마다 흉곽이 넓어지며 더 깊은 호흡으로 이어진다. 그 결과, 흉곽의 신축성과 측면 유연성이 향상되어, 움직임이 보다 유기적이고 자유로워진다.

이 두 동작은 단순한 스트레칭을 넘어, 상·하체의 분리된 협응, 흉곽의 확장, 그리고 호흡의 재구성을 통해 내면의 균형과 연결되는 과정이다. 필라테스에서 우리가 익히는 하나하나의 동작은, 단지 형태를 따라하기보다는 그 움직임 속에 숨겨진 신체의 질서와 의도를 감각하는 경험이 되어야 한다.

하루 동안 우리가 들이마시는 공기의 양은 약 8,000리터에 달한다. 이 엄청난 양의 공기는 장기의 기능을 지지하고, 신체 전반에 산소를 공급하는 중요한 역할을 한다. 실제로 많은 장기 기능 저하의 원인은 산소 공급 부족에서 비롯된다. 충분하고 깊은 호흡만으로도 장기뿐 아니라 이와 연결된 다른 신체 기관의 기능 개선에 긍정적인 영향을 줄 수 있다.

들이마신 산소는 각 세포에 에너지를 공급하고, 내쉴 때 방출되는 이산화탄소는 생명 순환의 일부로 또 다른 생명체의 호흡에 활용된다. 우리가 호흡을 통해 얻는 산소와 내보내는 이산화탄소는 생태계 안에서

서로 연결된 순환 고리의 일부다.

숨을 '잘 쉰다'는 것은 단지 생존을 위한 기본 기능에 그치지 않고, 신체와 정신 건강의 회복을 위한 본질적인 조건이다. 운동 없이도 숨만 잘 쉬어도 건강이 좋아진다는 말은 과장이 아니다. 다만 그 호흡이 얼마나 의식적이고 깊이 있는지에 따라 그 영향력은 달라진다. 그런 의미에서 운동을 안하고 숨만 쉰다는 일상적 표현은 잘못된 것이다.

실천을 도와주는 윤정 생각

- 운동은 운동장이나 체육관 또는 센터에 가서만 하는 의도적인 움직임이 아니다. 필라테스를 하면서 호흡하는 동작을 일상생활에서도 시간이 날 때마다 잠깐 일부만 실천해도 호흡 건강에 효과적이다. 일상생활의 모든 순간에 호흡을 깊게 해 보는 연습은 얼마든지 할 수 있다.
- 숨을 쉬지 않으면 죽는다. 그런데 숨 쉬는 잘못된 습관은 인간의 생명을 단축하게 하기도 한다. 깊은 호흡을 의도적으로 반복하는 습관만으로도 건강은 물론 행복한 노후 생활을 만드는 출발점이 될 수 있다.
- 100번의 호흡을 생활화시키는 습관을 만들어보자. 예를 들면 점심을 먹고 업무 시작하기 전에 책상에 앉아서 연습해본다든지, 저녁에 퇴근해서 잠을 자기 전에 100번의 호흡을 100일만 실천해도 놀라운 변화가 일어날 수 있다.

쉼표 찍고 쉬지 않으면 영원히 쉬게 된다

쉬어야 오래간다

    쉼은 숨과 밀접한 관련을 맺는다. 쉬지 못하는 이유는 할 일이 많다고 생각하고 늘 호흡을 가쁘게 가져가기 때문이다. 쉬는 시간에도 끊임없이 휴대전화를 본다든지 할 일을 미리 가져와서 걱정하거나 계획된 일이 잘못될 가능성을 생각하기 때문에 쉬지 못하고 끊임없이 뭔가를 하려는 불안한 움직임을 보인다. 쉬지 못하는 가장 강력한 원인 중의 하나는 너무 많이 SNS로 연결되어 있어서 연결된 문맥 속에 빠져 자기와의 대화를 올곧게 하지 못하기 때문이다. 사실 안 봐도 되는 무수한 정보 흐름에 몸을 맡기고 같이 떠내려가면서 끊임없이 뭔가를 확인하지 않으면 마치 큰일이라도 날 것처럼 허둥대는 경우가 많다. 과잉 연결된 네트워크 세상 속에서 불특정 다수의 외부와 연결되어 있지만 내면의 나와 대화하는 시간은 거의 없다. 늘 바쁘고 산만한 이유가 과연 무엇일까?

사실 엄밀하게 생각해보면 그렇게 바쁘지 않음에도 불구하고 일부러 바쁜 일을 만들거나 바쁜 것처럼 일거수일투족一擧手一投足을 모두 통제하고 관리하려는 강박관념이 현대인을 더 바쁘게 만든다.

휴식休息의 한자 휴休는 사람人이 나무木 옆에 가서 쉬는 모양이다. 식息은 스스로自 마음心을 가다듬으며 반추해보고 돌이켜 보며 안정하려는 노력이다. 결국 휴식은 바쁜 마음을 다잡아서 일상에서 벗어나 나를 반성하고 성찰하는 노력이다. 휴식을 제대로 갖지 못하면 마음은 하늘을 날고 몸은 바닥을 긴다. 바쁘다는 말을 입에 달고 살기 때문에 실제로 바쁘게 움직이며 깊이 있는 사색을 통해 신중한 의사결정을 하지 못한다. 프로들은 아무리 바빠도 몸의 중심을 잃지 않고 마음의 평정을 유지하며 어디로 왜 달려가는지를 끊임없이 생각해보고 점검한다. 바쁜 일과 시간에도 잠깐의 시간을 내서 방향을 점검하지 않으면 잘못된 길로 순식간에 빠질 수 있기 때문이다. 가속보다 멈춰서서 방향을 점검하는 잠깐 휴식이 중요한 까닭이다.

휴대전화에서 가장 중요한 건 배터리다. 배터리는 외부로부터 에너지를 공급받고 축적된 에너지를 필요할 때 사용한다. 각 기능에 맞게 효율적으로 에너지를 보내는 배터리처럼 주어진 에너지를 언제 어떻게 쓰느냐에 따라 신체 에너지도 금방 닳아 없어진다. 따라서 쓸데없이 낭비되는 전력이 없는지 수시로 배터리 양을 파악해보는 것처럼 우리 몸속의 에너지도 언제 어디로 방전되고 있는지를 수시로 점검해봐야 한다. 호흡은 에너지 순환의 효율이고 필라테스는 파워하우스에 축적된 에너지를 효과적으로 다루는 운동이다. 마시는 호흡이 부족함이 없어야 하고 내쉴 때 낭비하지 않아야 한다. 그래서 움직이지 않는 것처럼 보이는 단순한 자세에서도 분명하게 호흡의 들어오고 나감을 이해하고 관리해야 한다.

흔히 속도가 중요하지 않다고 하지만 속도가 큰 영향을 미치는 경우가 많다. 속도는 그 자체가 중요하거나 중요하지 않거나의 문제라기보다 언제 어떤 순간에 어떤 목적으로 속도를 사용하느냐에 따라 의미와 효과가 달라진다. 속도 조절을 잘하려면 속도를 조절할 수 있는 내부 에너지가 축적되어 있어야 한다. 쉬지 않고 과속으로 무한정 달리면 엔진에도 문제가 생기는 것처럼 쉬어서 과열된 몸을 냉정하게 다운시켜야 결정적인 순간에 열정적으로 속도를 낼 수 있다.

필라테스는 무작정 속도를 즐기는 현대인들에게 완급을 조절하며 결정적인 순간에 몰입해서 속도를 낼 수 있는 리듬과 운동 에너지를 충전시켜주는 운동이다. 쉬지 않으면 영원히 쉬게 된다는 말처럼 적정한 휴식과 에너지 충전 시간을 갖추지 않고 무조건 달리기만 하면 오래 가지 못하고 무너진다. 제멋대로 움직이는 몸에 쉼의 휴식과 에너지를 주어야 결정적인 순간에 폭발하는 에너지를 발휘할 수 있다. 필라테스는 몸과 마음의 휴식을 취하면서도 새로운 에너지로 재충전하는 결정적인 계기를 마련하는 운동이다. 속도보다 멈춤, 빠른 성과보다 여유로운 성취를 통해 삶의 질적 도약을 맞이하고 싶은 사람들에게 필라테스를 권하는 이유다.

실천을 도와주는 윤정 생각

- 쉼표를 찍지 않고 달리면 영원한 마침표를 찍을 수 있다. 쉼은 성과를 달성하는 노동보다 더 소중한 순간이다. 자주 쉬면서 쉼의 질적 가치를 드높이는 습관을 들여보자. 쉰 만큼 참신한 아이디어도 떠오를 수 있다.
- 주기적으로 쉬는 습관을 들이고 일과도 의도적으로 시간을 배분해서 쉬자. 의자에 앉아 있다가도 잠시라도 일어나서 창밖을 내다보며 멍 때리는 시간을 가져본다.
- 일이 복잡하게 꼬일수록 책상에만 앉아 있지 말고 밖으로 나가 산책하면서 뜨거운 생각의 열기를 식혀보자. 산책만으로도 복잡한 생각을 해소할 수 있는 새로운 해결 실마리가 떠오른다.

경지에 오른 사람은
호흡부터 다르다

호흡으로 다스리는 내면의 중심

　경지에 오른 대단한 사람들을 유심히 관찰해보니 큰일을 마주할 때 흥분하지 않고, 감정에 치우치지 않으며, 상황을 면밀하게 파악하고 현명하게 대처하려고 한다. 그 모습은 평온하고 깊은 호흡으로 심리적 안정을 취하면서 언행도 차분해 보인다. 그들은 자기 생각을 논리적이고 차분하게 표현하는 경우가 많다. 단순한 언어적 능력 이상의 생리적이고 심리적인 안정감을 보여준다. 생각해보면 삶 자체가 매일 사건의 연속이고 사건을 해결하기 위해 고심하기를 반복한다. 프로는 차분하고 안정적인 자세를 취하지만 아마추어는 문제가 터지면 심리적 안정감을 잃고 조급해하며 긴장감이 폭증한다. 이런 문제가 다 호흡과 연결되어 있다.

　안정적인 사람들은 말할 때 호흡이 길다. 긴 호흡으로 하고 싶은 말, 해야 할 말은 조리 있게 잘한다. 그렇지 않은 대부분 사람은 어떤 문제가 생겼을 때 일희일비하며, 흥분하는 경우가 많다. 일반적인 상황에서 벗어나더라도 당황하지 않는 것이 중요하다. 무대의 크기가 달라지고 관중이 많아져도 스스로 중심을 잡고 안정적인 모습을 보여주려면 깊은 호흡이 필요하다. 물론 충분한 연습을 하는 건 기본이다. 충분히 훈련하고 연습해도, 호흡이 짧으면 순환 시스템 주기가 짧아지므로, 더 많이 긴장하고 위축된다. 주변 상황이 바뀌어도 호흡이 안정적이면 평소 루틴이 자연스럽게 나온다. 평소에 심호흡Deep breath을 많이 해두면 사소한 일에 흥분하지 않는 정신력이 길러질 수 있고, 자연스러운 모습이 나온다.

갑자기 격한 상황을 마주치면 심장이 빨리 뛰고, 호흡이 빨라지면서 더 흥분하게 되는 악순환이 반복된다. 이럴 때 깊은 호흡은 심박수와 혈압을 안정시키고 스트레스를 감소시키는 효과를 기대할 수 있다. 몸과 마음이 시스템화되어 상호작용하여 잘 작동하도록 만들어야 한다. 몸과 마음이 균형을 잡고 안정적인 상태를 인지하는 단계를 반복적으로 연습하며 무의식적 흐름에 자연스럽게 적응할 수 있다. 몸과 마음이 작동하는 원리도 마찬가지다. 깊은 호흡을 유지하면 몸과 마음이 잘 연결되어 하나처럼 작동한다. 몸이 마음의 말을 잘 듣고, 마음이 몸의 말을 잘 들을 수 있는 상태가 된다. 뭐든 자주 하면 익숙해지고 점점 더 잘하게 된다. 숨을 들이쉴 때는 콧구멍(비강)을 열고, 가슴을 열며, 눈을 더 크게 뜨고, 몸을 크게 부풀리면서 숨을 온몸에 가득히 넣는다. 내쉴 때 마신 호흡을 한 번에 뱉어내기보다는 서서히 조절하면서 내보내도록 한다.

대부분의 성공하는 사람은 자기의 생각을 말할 때 논리적으로 차분하게 말한다. 서로 포옹 또는 등을 쓰다듬는 등 다른 사람들과의 신체적 접촉이 부담스럽지 않은 방식으로 이루어지면서 그 순간 몸과 마음도 자연스럽게 조화로운 상태를 유지하며 안정적인 자세를 취한다. 피부에 분포된 다양한 감각 수용기들은 촉각, 압력, 온도 자극에 반응하고, 이 신호는 척수를 거쳐 뇌간의 시상하부로 전달된다. 시상하부는 자율신경계와 내분비계를 조절하는 중추로서, 이러한 자극을 받으면 옥시토신, 엔도르핀 등의 호르몬 분비를 증가시킬 수 있으며, 이들은 혈압을 낮추고 혈관을 확장시키며, 전반적인 이완 반응을 유도하는 데 기여한다.

또한 시상하부는 호흡 리듬에 영향을 미치는 뇌간의 호흡중추와도 기능적으로 연결되어 있어, 신체적 안정이 호흡을 보다 깊고 규칙적으로 만드는 데 도움을 줄 수 있다. 더불어 감각피질에서 통합된 접촉 감각은 감정 반응을 조절하는 편도체와 연결되어 있어, 부드러운 신체 접촉은 불안이나 공포 같은 부정적 감정을 완화하는 데 긍정적으로 작용한다. 손을 잡거나 토닥이는 행위는 뇌와 신경계 차원에서도 정서적 안정과 연결되어 있는 것이다.

필라테스에서 신체 접촉이 주는 이점은 동작을 잘하도록 돕는 것도 있지만 심리적인 안정감을 주는 측면에서도 긍정적인 효과를 본다. 강사가 동작을 지도할 때 손바닥의 넓은 면적으로 터치하면, 참가자에게 안정감과 편안함을 줄 수 있다. 필라테스 지도에서 강사의 터치는 동작을 더 잘하도록 도울 뿐만 아니라 동작을 안정적으로 수행하는 데 신뢰를 줄 수 있다. 나아가 터치는 동작의 난이도를 높여 다양한 방식으로 신체적 변형을 위한 동작에도 도움을 준다. 신체의 오장육부는 발바닥, 손바닥 등에도 담겨있다. 등을 자주 쓰다듬거나 포옹하거나 토닥이는 긍정적인 신체 접촉은 감각피질에서 통합되어, 편도체의 부정적인 감정을 억제함으로써 불안감을 완화한다. 허그와 같은 신체적 접촉이 호흡을 안정시키고 평온함을 유도하는 것은 과학적으로도 입증되었다. 심리학적 연구에 따르면, 긍정적 신체 접촉은 호르몬 수치를 변화시키고 신체적 반응을 유발하여 산소 공급을 증가시키고 심장박동의 안정에 도움을 준다.

이런 점에서 경기에 출전하거나 미인 무대에 등장하는 사람들의 호흡 조절은 중요한 측면을 차지한다. 올림픽에는 전 세계 분야별 최고의 실력자가 출전해 경쟁한다. 오랜 연습 시간에 비해 순위가 판가름 나는 시간은 아주 짧다. 그 순간 최고의 역량을 발휘하여 4년에 한 번 세계 1위가 되는 그 순간은 모든 시스템이 완벽해야 한다. 금, 은, 동메달 간의 격차는 그리 많이 나지 않는다. 몇 초 또는 발자국 하나, 손가락 하나 차이 정도이다. 이미 최고 실력자들이 모였기 때문에 경기를 치러내는 그날, 그 순간 누가 얼마나 떨지 않고 평소 연습하던 대로 대범하게 행동함으로써 최고의 컨디션과 최고의 기량을 발휘하느냐에 따라 메달의 색깔이 결정된다. 너무 떨려서 그 순간 기량을 발휘 못 한다면 아쉬움만 남을 뿐이다. 최고 기록의 순간을 어쩌다 한 번이 아닌 평범한 일상처럼 만들어내는 방법은 오롯이 연습에 있다. '연습을 실전처럼 실전은 연습처럼' 이란 말도 있지 않은가?

미인대회도 마찬가지다. 지성과 미모를 갖춘 최고의 사람들이 모인 자리에서 1등은 안정적으로 떨지 않고 자기의 아름다움을 자연스럽게 드러내는 사람이 하기 마련이다. 눈, 코, 입의 크기와 위치, 높이, 정확한 비율도 중요하지만, 매력적인 모습은 안정적인 호흡을 유지한 상태에서 보이는 내면과 외모의 전체적인 어우러짐과 여유로움에서 나온다. 올림픽에 출전하는 선수들이나 미인대회에 출전하는 미녀들을 실제 옆에서 관찰해보고 직접 필라테스를 가르쳐보니 호흡과 경지에 이르는 것은 뗄 수 없는 불가분의 관계임을 알 수 있었다.

> **실천을 도와주는 윤정 생각**

- 프로와 아마추어는 호흡 측면에서 현격한 차이가 난다. 아마추어일수록 호흡이 가빠지고 조급해하는 경우가 평상시에도 많다. 필라테스를 통해서 호흡을 조절하는 일이야말로 아마추어가 프로로 거듭나기 위한 필수적인 전제조건이다.

- 평상시에 심호흡을 의도적으로 반복하면서 감정 조절 훈련을 하는 습관이야말로 프로로 거듭나기 위한 일상적 루틴이다. 호흡이 빨라지면 복잡한 문제의 본질을 간파할 수 없다. 호흡과 문제의 핵심을 파악하는 것은 밀접한 관련성이 있다.

- 호흡이 빨라지는 이유는 이제껏 겪어보지 못한 낯선 현상이나 생각지도 못한 위기에 직면했을 때, 그 난국을 돌파할 수 없다는 생각이 들기 때문이다. 이럴 때일수록 호흡을 천천히 하는 의도적인 습관을 길들일 필요가 있는데, 그 입문의 최적 코스가 바로 필라테스다.

인생을 바라보는 긴 안목은
깊은 호흡에서 시작된다

먼 길을 보는 힘의 시작

조셉 필라테스는 호흡기 질환인 천식을 앓았다. 그래서 필라테스에서 호흡을 특히 더 강조했다. 내가 운동을 잘하지 못했던 이유가 지금 생각해보니 얕은 호흡을 했기 때문이다. 숨도 제대로 못 쉬던 나였다. 편도선이 부어 침을 삼키는 것도 숨을 쉬는 것도 버거웠다.

끙끙 앓았던 기억이 대부분이다. 친구들이랑 놀기라도 하면 금방 숨이 차서 많이 뛰지도 못했고, 평소보다 조금 많이 놀았던 밤에는 열이 나서 며칠 고열로 고생했다. 맘처럼 잘 뛰지 못했고, 잘 넘어졌다.

나는 태생적으로 비강이 좁고 코의 형태도 코뼈가 없고, 낮은 편이다. 어릴 적부터 코가 잘 막혔고, 성인이 된 후에는 비염으로 오랜 시간 고생했다. 이비인후과에서는 비강을 넓히는 수술을 제안받기도 했다. 좁은 비강은 염증이 생기면 금세 부어오르면서 숨길을 막아버렸고, 나는 늘 코맹맹이 소리로 말하며, 코가 막히면 어김없이 입으로 숨을 쉬게 되었다. 문제는 여기서 그치지 않았다. 입으로 숨을 쉬면 입안이 마르고, 구강 내 세균이 번식하며 면역이 약해지고 염증도 심해졌다.

2011년부터는 알레르기 증상이 본격적으로 시작되었다. 꽃가루, 먼지, 진드기는 물론이고 온도와 습도, 수면과 스트레스에도 과민하게 반응하며 점점 더 예민해졌다. 알레르기를 겪어보지 않은 사람은 쉽게 공감하기 어려울 텐데, 사람이 가려워서 죽을 수도 있겠다는 생각이 들 정도였다. 이렇게 알레르기로 인해 만성적인 코막힘과 호흡기 질환이 생기면서 비강은 더 좁아졌고, 눈·코·입·피부 등 뚫려 있는 모든 곳이 다 간지러워 숨을 쉬는 것이 고역이었다. 도대체 호흡이란 게 뭔지, 제대로 숨을 쉬는 것조차 어려웠다. 삶의 질은 급격히 떨어졌다. 결국 호흡이라는 것이 단순히 생명을 유지하는 행위가 아니라, 전신 건강과 정신적 안정에 얼마나 결정적인 역할을 하는지 절감하게 되었다.

게다가 어릴 적 나는 얌전한 성격 탓에 잘 뛰어놀지 않고 주로 앉아서 노는 편이었다. 활동량이 적다 보니 장의 운동은 더뎠고, 유독 심한 변비가 반복됐다. 몸 안에 쌓이는 노폐물은 결국 내 몸을 둔하고 무겁게 만들었다.

이처럼 필라테스는 내 몸의 고인 물을 순환으로 바꾸고, 막힌 길을 열어주는 '움직이는 배출 장치'가 되어주었다. 매트 위에서 숨을 쉴수록, 내 몸은 비워지고 정리되었다. 그리고 그 속에서 나는, 내 몸이 다시 살아나는 과정을 숨결 하나하나로 체험할 수 있었다.

또한 필라테스로 몸과 마음을 연결하는 비법을 알게 되었다. 한 가지 동작으로 내가 앓고 있는 모든 질병을 치유할 수 없다. 즉 한 가지 동작이 어떤 질병을 치유하는 대표 동작이 될 수 없다. 동작의 흐름을 호흡에 맞춰 매끄럽게 이어가면서 연속 동작을 취하게 되면 막혔던 몸의 특정 부위가 뚫리면서 흐름을 회복하게 된다. 그 순간 특정 부위의 몸이 앓고 있던 질병도 급격히 호전되면서 점차 삶의 질이 높아진다. 단단하고 다부진 몸이 되어가면서 통증과 염증 없이 건강한 몸으로 회복되었다. 원래 나는 몸이 단단하고 다부진 적이 없었다. 물렁물렁하고 말랑하고 통통하고 벙벙했다. 그런데 필라테스로 몸이 단단해졌다. 단단함은 딱딱함을 의미하는 경직성이 아니다. 오히려 유연한 호흡과 몸의 동작이 맞아떨어지면서 유연하고 부드러운 신체 상태가 되었을 때 갖게 되는 느낌이다. 외부 충격이나 압력에도 저항할 수 있는 단단한 몸으로 변하니 삶도 그렇게 중심을 잡고 흔들리지 않는 평온한 상태로 회복되었다. 호흡이 좋아지니 삶의 많은 부분이 바뀌었다.

그저 태어나서 죽을 때까지 쉬어지는 숨이 아니라 공기청정기처럼 공기를 순환하고 몸의 체 순환계를 건강하게 만드는 깊은 호흡을 할 수 있어야 한다. 깊은 호흡은 연습을 반복하면 누구나 가질 수 있는 습관이다. 바른 자세와 올바른 움직임으로 깊은 호흡을 연습하면 훨씬 더 건강하고 행복한 삶을 영위할 수 있다. 이런 상태가 되면 몸을 컨트롤할 수 있는 능력이 점점 더 좋아지고 자기 몸에 대한 자신감이 상승한다. 필라테스 동작은 깊은 호흡을 만드는 근육을 활성화하고 올바른 자세를 만드는 데 도움이 된다. 올바른 자세를 확립하고 호흡을 자기 마음대로 조절함으로써 지금보다 건강하고 행복한 삶을 영위하고 싶은 사람이 필라테스를 해야 하는 까닭이다.

실천을 도와주는 윤정 생각

- 멀리 내다보는 긴 안목은 단순히 생각과 시력의 문제가 아니다. 안목이 깊어지고 식견이 풍부해지려면 한 분야를 깊이 들여다보는 몰입과 집중력이 필요하다. 호흡이 얕으면 몰입하고 집중하는 시간도 짧다. 몰입과 집중이 습관적으로 반복되지 않으면 긴 안목으로 미래를 내다보는 식견도 짧아진다.

- 깊은 호흡을 천천히 하면서 깊은 사색에 잠기는 사람만이 인생을 단기적 안목에서 장기적 안목으로 바꿔 생각할 수 있는 혜안과 통찰을 얻는다. 머릿속에서 일어나는 대부분의 상호작용이 호흡과 긴밀한 연관성을 갖고 있다는 사실만 깨달아도 우리 삶은 혁명적으로 뒤바뀔 수 있다.

- 호흡을 얼마나 잘할 수 있는 능력이 있는지는 건강과 가장 밀접한 연관성을 갖고 있다. 의도적인 깊은 호흡으로 심리적 안정감을 찾아가는 방법을 모색하는 게 좋다. 눈을 감고 명상을 하거나 하늘을 바라보거나 안정적인 자세를 편안하게 취하는 것도 크게 도움이 된다. 운동을 통해 호흡량을 늘인다면 효과는 그만큼 배가 된다. 호흡량은 사고량과 직결된다. 사고량을 늘리는 데 도움을 주는 가장 강력한 방법 중의 한 가지가 필라테스다.

- 어떤 운동이 나에게 도움이 되는지 내가 어떤 운동을 좋아하는지를 아는 유일한 방법은 직접 몸을 움직여 해당 운동을 경험하는 것이다. 그런 경험이 많을수록 내 몸에 맞는 운동을 찾아낼 수 있는 방법도 더 많이 알게 된다. 그 선택의 기준이 무엇이든 또는 선택적이든 필수적이든 모든 운동, 심지어 명상에도 출발점에 위치하는 필수적인 운동이 필라테스다.

EPILOGUE
내 삶의 동반자이자 나침반, 필라테스가 되기를

필라테스는 나의 삶을 변화시키는 중요한 동반자다. 불안했던 인생에서 스스로를 통제하고 이끌어내는 힘을 가질 수 있게 해준 것이 필라테스다. 필라테스를 통해 몸뿐만 아니라 인생 자체를 배우게 되었고, 어느새 스스로를 성장시켜나가는 어른이 되었다. 매번 삶에서 부딪히는 문제 앞에서 필라테스의 핵심 원리를 염두에 두고 삶의 문제를 해결하려고 노력해왔다. 필라테스는 삶과 무관하거나 독립적인 운동 수단이 아니라 내 삶의 일부이자 전부였다. 필라테스로 시작해서 필라테스로 하루를 마감하는 나의 일상은 내가 필라테스 마스터라서가 아니라 삶은 곧 필라테스라는 인식과 행동이 늘 나와 함께 동행해왔기 때문이다.

처음 시작할 때 필라테스의 동작 하나하나가 너무 어려워서 넘어야 할 산처럼 느껴졌다. 산을 넘으면 산이 없을 줄 알았지만 산 너머에는 또 산이 기다리고 있었다. 인생도 마찬가지다. 장애물을 넘으면 모두 평탄한 삶이 펼쳐질 것 같지만 힘든 일 뒤에 더 힘든 일이 따라오기 마련이다. 뭐든지 꾸준히 흔적을 축적하면서 목적지로 가는 여정에서 온몸이 느끼는 행복감을 만끽해야 한다. 적성이나 재능도 탁월한 순간적 성취물이 아니라 꾸준한 습관의 결과다. 필라테스와 삶을 연동시켜 필라테스에서 배우는 인생철학, 삶에서 배우는 필라테스 원리가 한 순간도 멈추지 않고 상호작용하면서 내 삶의 중심을 이곳까지 이끌어왔다.

힘들어도 더 힘든 상황에 대처하기 위한 한 가지 방법은 힘든 일을 주도적으로 꾸준히 반복하는 습관이다. 매일 꾸준히 팔라테스를 하는 습관을 들이다 보니 어느덧 1년, 2년이 지나면서 20여 년 동안 내 몸은 물론 인생도 함께 성장했다. 삶의 절반은 매우 아팠고, 필라테스와 함께한 인생의 절반은 덜 아팠다. 아마도 나이가 들면 더 아프겠지만 필라테스와 함께하는 나의 미래에 대해서는 불안해하거나 걱정하지 않는다. 필라테스가 내 몸과 마음은 물론 삶 자체도 돌봐주고 보살펴주는 치유 역할을 할 것이기 때문이다. 앞으로 맞이할 삶에서 필라테스를 통해 어떻게 시간을 충실히 보낼 수 있느냐에 따라 삶의 무게가 다르게 다가올 것이다. 필라테스는 나의 삶을 더 나은 방향으로 이끌어주는 나침반과 같은 역할을 수행한다.

내가 필라테스와 함께 인생의 전반전을 뛰었고 동반자로서 후반전을 맞이하듯, 여러분의 인생에도 필라테스가 스며들어 지금보다 더 건강하고 행복한 미래를 꿈꾸고 실현하는 아름다운 시간을 맞이하기를 간절히 기원한다. 필라테스는 여러분의 삶에 스며들어 몸과 마음의 균형을 회복하고, 건강하고 행복한 삶을 살아가는 데 든든한 파트너가 되어줄 것으로 믿어 의심치 않는다. 인생이라는 긴 여정에서 여러분이 필라테스를 따듯한 길벗이자 함께 걸어가는 동행자로 맞이하기를 기원하면서 필라테스로 바라보는 삶의 여행을 여기서 마칠까 한다. 책은 여기서 마침표를 찍지만, 이 책의 끝에서 여러분의 필라테스 여정의 심장 뛰는 출발이 시작되기를 다시 한번 기원한다.

필라테스 to 필로소피

1판 1쇄 펴낸날 2025년 7월 30일

지은이 최윤정
펴낸이 나성원
펴낸곳 나비의활주로

책임편집 김정웅
디자인 BIG WAVE

전화 070-7643-7272
팩스 02-6499-0595
전자우편 butterflyrun@naver.com
출판등록 제2010-000138호
상표등록 제40-1362154호
ISBN 979-11-93110-69-0 13510

※ 이 책은 저작권법에 따라 보호받는 저작물이므로 무단 전재와 무단 복제를 금지하며,
　이 책의 내용을 전부 또는 일부를 이용하려면 반드시 저작권자와 도서출판 나비의활주로의
서면 동의를 받아야 합니다.
※ 책값은 뒤표지에 있습니다.
※ 잘못된 책은 구입하신 곳에서 바꾸어드립니다.